# 呼吸内科疾病诊疗学

佘巍巍　朱　勇　殷　明
阴　轩　黎　伟　徐　波　主编

上海科学技术文献出版社
Shanghai Scientific and Technological Literature Press

图书在版编目(CIP)数据

呼吸内科疾病诊疗学 / 佘巍巍等主编. -- 上海 : 上海科学技术文献出版社, 2024. -- ISBN 978-7-5439-9265-8

Ⅰ. R56

中国国家版本馆 CIP 数据核字第 202493PM51 号

责任编辑:付婷婷
封面设计:崔爱红

呼吸内科疾病诊疗学
HUXI NEIKE JIBING ZHENLIAOXUE
佘巍巍 朱 勇 殷 明 阴 轩 黎 伟 徐 波 主编
出版发行:上海科学技术文献出版社
地 址:上海市淮海中路 1329 号 4 楼
邮政编码:200031
经 销:全国新华书店
印 刷:北京中汇数字印刷有限公司
开 本:787mm×1092mm 1/16
印 张:7.75
字 数:193 000
版 次:2024 年 12 月第 1 版 2024 年 12 月第 1 次印刷
书 号:ISBN 978-7-5439-9265-8
定 价:98.00 元
http://www.sstlp.com

# 《呼吸内科疾病诊疗学》编委会


**主　编**　佘巍巍　朱　勇　殷　明　阴　轩
　　　　　黎　伟　徐　波

**副主编**　张旸阳　孙　玲　吕晓东　刘　倩
　　　　　李晓佳　刘月丽　何　艳　贺怡韵
　　　　　王业建　王　娜　杨　艺　邹兰科
　　　　　胡文霞　劳可明

**编　委**　（以姓氏笔画为序）

马嘉蓉　青海省中医院
王　娜　北京市大兴区中西医结合医院
王业建　郑州市第六人民医院
吕晓东　嘉兴市第一医院
朱　勇　重庆市长寿区人民医院
刘　倩　华南理工大学附属第六医院
刘月丽　云浮市云城区人民医院
刘文岳　广东梅州蕉岭县人民医院
孙　玲　北京市第六医院
阴　轩　济南高新东区医院(山东健康集团济南医院)
劳可明　广西灵山县人民医院
李雨芳　阿荣旗人民医院
李晓佳　重庆市九龙坡区人民医院
杨　艺　百色市人民医院
何　艳　会理市人民医院
佘巍巍　广西壮族自治区南溪山医院
佘海鹏　汕头大学医学院第一附属医院
邹兰科　梧州市红十字会医院
张旸阳　重庆市荣昌区中医院
胡文霞　河北医科大学第四医院
贺怡韵　肇庆市中心人民医院
徐　波　满洲里市人民医院
殷　明　泰兴市中医院
高琳婧　海关总署(北京)国际旅行卫生保健中心
黎　伟　成都市温江区人民医院

# 前　言

近年来，呼吸内科学领域进展迅速，尤其是临床诊断技术、治疗药物和方法正在发生重要的变化。许多研究不断提供的证据和国内外近年推荐的各种呼吸疾病的诊治指南、新的诊断思路和程序、新的药物和治疗方案等，都对呼吸内科医师提出了很高的更新知识的要求。为适应这一需要，不断总结和丰富临床诊治经验，提高呼吸内科医师解决常见和疑难问题的能力，特编写此书。

呼吸系统疾病是我国当前常见的疾病，它的病因复杂，病种繁多，除感染性肺病、肿瘤、吸烟与环境污染及职业引起的肺病以外，还有不少原因未明的疾病。尽管现在人们生活水平普遍有所提高，但由于大气污染、吸烟、人口老龄化及其他因素，慢性阻塞性肺病(简称慢阻肺，包括慢性支气管炎、肺气肿、肺心病)、支气管哮喘、肺癌、肺间质纤维化、肺炎、肺结核等呼吸系统疾病的发病率、病死率有增无减，对人类健康的危害日益严重，如不予控制，日后将更为突出。

呼吸系统对于生命活动维持正常运转有重要的意义。呼吸系统病变可发生在气管、支气管、肺部及胸腔。病变轻者多咳嗽、胸痛、呼吸受影响，重者呼吸困难、缺氧，甚至呼吸衰竭而影响生命。呼吸系统疾病的发生，除致病因素的影响外，内在机体因素也起着十分重要的作用。老年人的组织代谢功能低下，支气管周围的弹性纤维网减少，对呼吸道的清洁能力降低，更容易发生感染。另外，由于免疫功能低下，周身脏器功能的衰退，如吞咽功能减低，异物不能及时排出而有损呼吸道的通畅；心、肺、脑、肝和肾脏功能减退，都使机体的内在因素发生很大变化而导致感染的发生。

本书首先介绍了呼吸系统疾病的基础理论，然后详细讲述了呼吸系统常见疾病的病因、病理、临床表现及诊疗方法，内容陈述简明扼要、新颖实用、思路清晰，切实结合临床实际，具有较强的实用性和可操作性，尽可能地为临床医务工作者提供帮助，可作为各级医务人员，医学院校的本科生、研究生及相关科研工作者的参考工具书。

随着医疗技术的发展，呼吸内科疾病治疗学的知识与技术日新月异，加之作者水平和经验有限，故书中如有疏漏或不足之处，恳请广大读者及医务工作者批评指正，以期再版时予以改进、提高，使之逐步完善。

编　者

2024 年 6 月

# 目　录

# 第一章 呼吸系统疾病基础理论

## 第一节 呼吸系统疾病的特点与致病因素

呼吸系统疾病是严重危害人体健康的常见病、多发病，已经构成影响公共健康的重大问题。由于大气污染加重、吸烟等不良生活习惯滋长、人群结构的老龄化等多种因素，呼吸系统疾病的流行病学和疾病谱分布正在发生改变。支气管哮喘患病率出现明显增高趋势，肺癌发病的年递增率居各种恶性肿瘤之首，慢性阻塞性肺疾病(chronic obstructive pulmonary disease，COPD)，简称慢阻肺，患病率居高不下，40 岁以上人群中超过 8%。肺结核在我国目前仍属于高发传染病。更应注意的是，尽管新的抗生素不断问世，但由于病原体的变化和免疫功能受损的宿主增加，肺部感染的发病率和病死率仍有增无减。2002 年年底的传染性非典型肺炎(严重急性呼吸综合征；severe acute respiratory syndrome，SARS)疫情引起大范围的恐慌，给国民经济造成了巨大损失。流感在我国每年的发病率为 10%～30%，其侵入体内的主要靶器官也是肺。呼吸系统疾病不仅发病率高，许多疾病起病隐袭，肺功能逐渐损害，致残率也高，给社会和国民经济带来沉重负担。

### 一、呼吸系统疾病的特点

呼吸系统与体外环境相通，成人在静息状态下，每天约有 10 000 L 的气体进出呼吸道。吸入氧气，排出二氧化碳，气体交换是肺最重要的功能。肺具有广泛的呼吸面积，成人的总呼吸面积约有 100 $m^2$，在呼吸过程中，外界环境中的有机或无机粉尘，包括各种微生物、蛋白变应原、有害气体等，皆可进入呼吸道及肺引起各种疾病，因而呼吸系统的防御功能至关重要。

呼吸系统的防御功能包括物理防御功能(鼻部加温过滤、喷嚏、咳嗽、支气管收缩、黏液纤毛运输系统)、化学防御功能(溶菌酶、乳铁蛋白、蛋白酶抑制剂、抗氧化的谷胱甘肽、超氧化物歧化酶等)、细胞吞噬(肺泡巨噬细胞、多形核粒细胞)及免疫防御功能(B 细胞分泌 IgA、IgM 等，T 细胞介导的迟发型变态反应和细胞毒作用等)等。各种原因引起防御功能下降或外界的刺激过强均可引起呼吸系统的损伤或病变。此外，肺对某些生理活性物质、脂质及蛋白质、活性氧等物质有代谢功能。肺还有神经内分泌功能，起源于肺组织内某种具有特殊功能细胞的恶性或良性肿瘤常表现为"异位"神经-内分泌功能，引起肥大性骨关节病、皮质醇增多症等。

与体循环比较，肺循环具有低压(肺循环血压仅为体循环的 1/10)、低阻及高容的特点。当二尖瓣狭窄、左心功能低下时，肺毛细血管压可增高，继而发生肺水肿。在各种原因引起的低蛋白血症时，会发生肺间质水肿或胸膜腔液体漏出。肺由两组血管供应，肺循环的动静脉为气体交换的功能血管，体循环的支气管动静脉为气道和脏层胸膜的营养血管。肺与全身各器官的血液及淋巴循环相通，所以皮肤软组织疖痈的菌栓、深静脉形成的血栓、癌肿的癌栓，都可以到达肺脏，分别引起继发性肺脓肿、肺血栓栓塞症和转移性肺癌等。消化系统的肿瘤，如胃癌经腹膜后淋巴结转移至肺，引起两肺转移癌病灶。肺部病变也可向全身弥散，如肺癌、肺结核弥散至骨、脑、肝等器官，同样也可在肺本身发生病灶弥散。此外，全身免疫性疾病（如结节病、系统性红斑狼疮、类风湿关节炎）、肾脏病（如尿毒症）及血液病（如白血病）等均可累及肺。

## 二、呼吸系统疾病致病因素

### （一）吸烟

流行病学调查证实，呼吸系统疾病的增加与吸烟密切相关，吸烟者慢性支气管炎的发病率较非吸烟者高4倍以上，肺癌发病率高4～10倍。据统计，我国成年人吸烟率约为35.8%（男性66.0%），烟草总消耗量居世界首位，已经成为慢性阻塞性肺疾病（COPD）和肺癌发病率增加的重要因素。

### （二）空气污染

研究表明，当空气中降尘或二氧化硫超过1 000 $\mu g/m^3$时，慢性支气管炎急性发作明显增多；而其他粉尘如二氧化硅、煤尘、棉尘等可刺激呼吸系统引起各种肺尘埃沉着病。工业废气中致癌物质污染大气，特别是细颗粒物（PM2.5）已逐渐成为影响我国居民健康的重要因素。我国实施的大气质量标准，与WHO公布的最新大气质量基准（AQG）相比，尚未包含对呼吸系统、心血管系统等有着重要影响的PM2.5。早在1997年，美国环保局（EPA）即颁布了细颗粒物的空气质量标准年均值为0.015 $mg/m^3$，日均值为0.065 $mg/m^3$，并经多次提出需进一步降低其限值以保护人民健康，这些现在已经受到我国关注。

### （三）吸入性变应原增加

随着我国工业化经济的发展，城市中可引起变应性疾病（哮喘、鼻炎等）的变应原种类及数量都有所增加，如地毯、窗帘的广泛应用使室内尘螨数量增多；宠物饲养（鸟、犬、猫）导致动物皮毛变应原增加。此外，空调机中的真菌、城市绿化产生的某些花粉孢子、有机或无机化工原料、药物、食物添加剂及某些促发因子（如主动或被动吸烟、汽车排放的氮氧化物、燃煤产生的二氧化硫、细菌及病毒感染等），均会造成哮喘的患病率增加。

### （四）肺部感染病原学的变异及耐药性的增加

呼吸道及肺部感染是呼吸系统疾病的重要组成部分。我国结核病（主要是肺结核）患者人数居全球第二，肺结核患者有450万，其中具传染性者120万人，而耐药结核分枝杆菌感染者可达25%以上。对于病毒，迄今为止尚无有效的防治方法。因此，其感染性疾病的发病率仍居高不下。尽管自广泛应用抗生素以来，细菌性肺炎的病死率显著下降，但老年人肺炎的病死率仍很高，且发病率也未见降低。医院获得性肺部感染中，革兰阴性菌占优势，β内酰胺酶（可分解中内酰胺类抗生素）菌株明显增多，而革兰阳性球菌中，甲氧西林耐药菌株明显增加。社区获得性肺炎仍以肺炎链球菌和流感嗜血杆菌为主要病原菌。此外，还包括军团菌、支原体、衣原体、病毒等。2003年暴发的感染性非典型性肺炎(SARS)为冠状病毒感染。免疫低下或免疫缺陷者的呼吸系统感染,应重视特殊病原体如真菌(卡氏肺孢子菌)及非结核分枝杆菌等。

## 第二节　呼吸系统疾病的常见症状及防治

### 一、呼吸系统疾病常见症状

(一)咳嗽

急性支气管炎咳嗽较剧,呈阵发性,慢性支气管炎咳嗽多在秋冬寒冷季节发作。空洞性肺结核、肺脓肿和支气管扩张等咳嗽多在晨起,体位变动痰液排出时加剧。肺癌初期为干咳,待肿瘤增大阻塞支气管,常出现高音调、阻塞性咳嗽。小儿百日咳在阵咳后常有喉鸣出现。

(二)咳痰

痰量及其性状对诊断肺部感染和推测可能的病原体极有帮助。痰量原来较多,突然减少,且伴发热,可能是支气管引流不畅所致。

(三)咯血

虽然咯血多数为呼吸系统疾病,但也可涉及心血管系统、血液病和其他全身性疾病。咯血量少者为痰中带血,大量多在300～600 mL/24 h以上。支气管黏膜和肺脏充血时咯血量少。肺癌多为痰中带血或少量咯血。支气管扩张症、支气管黏膜溃疡、支气管动脉病变和肺结核空洞壁动脉瘤破裂等,可引起大量咯血。咯血量多,可引起气道阻塞和窒息,威胁患者生命。

(四)呼吸困难

可分为急性、慢性和反复发作性。大量气胸和胸腔积液时常迅速出现呼吸困难。慢性支气管炎、COPD大多历经数年,甚至20年以上才出现呼吸困难。哮喘表现为反复发作性呼吸困难,且伴哮鸣音。按呼吸时相可将呼吸困难分为吸气性、呼气性和混合性3种。喉头水肿、喉部和气道炎症、肿瘤或异物引起的上气道狭窄,表现为吸气性呼吸困难,并伴喘鸣。慢性支气管炎、COPD和支气管哮喘,呈呼气性呼吸困难。阻塞性肺疾患呼吸深缓,限制性肺疾患者,如间质性肺纤维化呼吸浅速。

(五)胸痛

胸壁包括软组织及肋骨的疼痛,属浅部疼痛,见于胸廓创伤、肋骨骨折、肋软骨炎、带状疱疹、干性胸膜炎等。急性支气管炎、心绞痛、纵隔炎、食管疾病等引起者均属深部疼痛。胸痛的临床意义有时不易确定,有时提示疾病严重,如肺癌转移至肋骨,呈持续性刀割样疼痛。

### 二、呼吸系统疾病主要诊断方法

疾病的临床诊断是建立在医学知识和临床经验的基础之上,并通过对患者进行必要的医学检查,对疾病的表现进行辩证逻辑思维所做出的结论。在呼吸系统疾病的诊断中,详细的病史和体格检查是基础,影像学检查,如普通X线和电子计算机X线体层显像(CT)胸部检查对肺部疾病的诊断具有特殊的重要意义。同时，还应结合常规化验及其他特殊检查结果，进行全面综合分析，去伪存真、由表及里地获得客观准确的结论。

（一）病史

了解与肺部传染性疾病患者（如活动性肺结核）的密切接触史，对诊断十分重要。对于主诉呼吸困难、双肺表现为弥散性病变的患者，应询问无机粉尘、有机粉尘暴露的职业史；对不能用其他原因解释的肺动脉高压、肺心病患者，应询问是否有睡眠中严重打鼾或下肢静脉血栓以确定是否由睡眠呼吸暂停综合征或肺栓塞所致；对于反复发生两肺下叶背段和后基底段肺炎的患者，考虑吸入性的可能性大，应问清是否经常醉酒，有无饮水呛咳史；对怀疑寄生虫感染的患者，应询问有无生食溪蟹、蝲蛄等饮食史；询问吸烟史时，应有年包数的定量记载。此外，还应注意导致肺部病变的某些药物，如胺碘酮可引起肺纤维化，血管紧张素转化酶抑制剂可引起顽固性咳嗽，β受体拮抗剂可引起支气管痉挛等。某些疾病，如支气管哮喘、特发性肺纤维化、囊性肺纤维化和肺泡微结石症等可有家族史。

（二）肺功能检查

常规肺功能、小气道功能、气道反应性、呼吸动力学检查，特别是呼吸肌功能测定、动脉血气分析、运动负荷试验，以及呼吸中枢反应性测定等已经在临床逐渐应用。由于电子计算机微处理技术的应用，特别是互联网医学的兴起，将会为慢性气道疾病管理，以及呼吸衰竭和呼吸窘迫综合征的诊断、病情监测、疗效考核发挥更加重要的作用。

（三）影像学检查

1.胸部X线检查

包括透视、常规摄影（后前位、侧位和各种特殊位置）、高千伏摄影、体层摄影、造影（支气管、血管、淋巴管），以及介入放射学技术应用等。阅读胸片应就病变定位、范围或数量、形态特征，如形状、密度、边缘，以及伴随改变仔细研究，推测其病理基础，从而作出影像学诊断。常规胸片虽受影像重叠和分辨率不高等限制，不能发现某些细微病变或隐蔽病变，但依然能满足临床大多数呼吸系统疾病的诊断要求。

2.胸部CT检查

胸部CT检查对肺部疾病的诊断和鉴别诊断发挥越来越重要的作用。与常规X线相比，其可更敏感地发现肺内细微病变、纵隔、胸膜和隐蔽区域病变，对隐匿性肺癌和肺癌分期尤具价值。研究表明，CT筛查肺癌可降低20%肺癌病死率。高分辨CT有助于肺间质病变和支气管扩张的诊断和鉴别诊断，CT肺血管造影（computed tomographic pulmonary angiography，CTPA）还有助于肺栓塞的诊断。

3.胸部磁共振成像（MRI）

MRI具有良好的软组织分辨率，如脂肪、肺组织及其病变，血液、肌肉、纤维等均显示不同信号强度，对纵隔、心脏、胸壁病变的诊断有其独特优点。在呼吸系统疾病诊断中的应用主要限于血管、锁骨上窝区、纵隔、胸膜、脊柱及胸壁病变。

4.胸部核素检查

用于肺本身的核素检查技术有肺灌注显像、通气显像及肺部病变阳性显像和断层显像。核素检查对肺栓塞和血管病变有很高的诊断价值，对弥散性肺部病变、COPD、肺部肿瘤的诊断或病情估价也有很高的参考价值。正电子发射体层摄影(PET),特别是其延迟显像对于肺癌的诊断和鉴别诊断及分期也发挥了越来越重要的作用。

5.胸部超声检查

对于胸腔积液的诊断和定位,以及贴近胸壁的胸膜肿瘤、纵隔肿瘤(含囊肿)的定位穿刺有指导意义,也用于肺动脉高压的无创评估。

(四)微生物学检查

痰标本应经细胞学筛选挑选合格标本(涂片镜检鳞状上皮细胞＜10 个/低倍视野或白细胞计数＞25 个/低倍视野)接种,或经洗涤、定量培养等技术处理,以减少污染或避免结果解释上的困扰。经气管吸引(TTA)、经纤维支气管镜(纤支镜)应用防污染样本毛刷(PSB)、支气管肺泡灌洗(bronchoalveolar lavage,BAL)直接采集下呼吸道标本,特别是后两者,近年来在有指征患者中被积极提倡。应当指出,血液和胸液是较容易获得的无污染标本,应注意采集。此外需要强调,应在抗生素使用前先留取标本,并尽快送实验室并及时处理。当临床怀疑特殊病原体感染时尚需采取相应的检测技术。

(五)细胞学检查

痰和胸液细胞学检查是肺癌和恶性胸腔积液患者的常规检查,阳性率与标本质量有关,应告知患者留取深部咳痰或带血丝的标本,及时制备涂片。慢性气道疾病患者痰细胞学检查对临床状态的评估极有帮助,如慢性支气管炎继发细菌性感染时不仅见到细菌,而且炎症细胞总数、中性粒细胞及其比率增加,组织细胞和支气管上皮细胞与细胞总数比率通常降低;如果见有细菌,但上述细胞数量和比率无改变,则属细菌定植;病毒感染时除中性粒细胞增加外,支气管上皮细胞数量和比率也增高。稳定状态哮喘患者痰中各类细胞通常无改变,而过敏原暴露致急性发作时嗜酸性粒细胞及支气管上皮细胞数量和比率均见增加。

(六)内镜、活组织检查和支气管肺泡灌洗

1.内镜

(1)纤维光束支气管镜(纤支镜):已不再限于对肺癌的诊断,在肺部感染、肺不张、弥散性肺疾病及呼吸急诊中也得到广泛应用。20 世纪 80 年代中期以来尚有超细(外径 1.8 mm 和 2.2 mm)纤支镜可伸至第 7 至第 10 级支气管,对发现和观察小气道病变颇有帮助。附加的成像装置和功能,使信息更便于分析和交流。纤支镜的治疗性应用也日益增加。

(2)自荧光纤维支气管镜(AFB):实时采集图像,检测出气管支气管黏膜中很小区域的荧光变化。对气管支气管树上异常荧光区域黏膜的活检可增加小的恶变前病灶(发育异常)或早期恶变(原位癌)的检出率。

(3)经支气管镜腔内超声(endobronchial ultrasonography,EBUS):EBUS 将支气管镜和超声系统联合起来,可以弥补肉眼的不足,提高外周孤立肺结节活检的阳性率,提高对纵隔淋巴结分期的准确度,提高早期支气管内肿瘤(原位癌)的检出率,并可指导局部治疗。

(4)胸腔镜:对原因不明的胸膜疾病(特别是胸腔积液)、膈肌、纵隔、心包和肺浅表病变诊断很有帮助。也可辅以胸膜粘连术和粘连带灼断术治疗恶性胸腔积液和顽固性气胸。近年来尚有治疗手术用胸腔镜,可行肺叶切除等手术,大大减少了剖胸造成的创伤。

(5)纵隔镜:适用于纵隔肿块,特别是诊断不明的纵隔淋巴结肿大的诊断,对肺癌分期也有帮助。

2.活组织检查

(1)经内镜活检:最常用,也是内镜检查的必备操作项目。

(2)经皮穿刺肺活检和胸膜活检:须在X线、CT或B超引导下进行。细针穿刺吸引,适用于可疑肺部肿瘤的诊断。采用切割针,以取得较多组织做组织病理学检查,能提高诊断效率。胸膜活检多采用Abrams针在胸腔抽液时进行,阳性率与操作经验有关。

(3)剖胸活检:对于指征较强,经其他检查手段未能确诊的患者值得提倡。经胸腔镜或小切口剖胸活检创伤甚少,取得组织块较大,诊断率高。

3.支气管肺泡灌洗(BAL)

支气管肺泡灌洗为不少肺部疾病,特别是弥散性肺疾病的病因、发病机制的研究及临床诊治提供了手段。目前操作方法也渐趋标准化。非吸烟健康人支气管肺泡灌洗液(BALF)细胞总数为$15\times10^6$,肺泡巨噬细胞≥85%,淋巴细胞7%~12%,中性粒细胞1%~2%;淋巴细胞亚群分布大致是CD3占70%,CD4占50%,CD8占30%,NK-T占7%,CD38(浆细胞)占3%~10%,未分类淋巴细胞占5%。按BALF细胞学分析,弥散性肺疾病可分为两类:①以淋巴细胞增高为主:结节病、外源性过敏性肺泡炎、胶原性肺病、肺泡蛋白沉着症等。②以中性粒细胞增高为主:特发性肺纤维化、组织细胞增生症X、石棉沉着病(石棉肺)和急性呼吸窘迫综合征等。BALF可溶性成分如免疫性球蛋白(Ig)、各类递质、蛋白酶等检测用于研究、临床病变活动性评价和指导治疗等正成为研究热点。治疗性BAL对于肺泡蛋白沉着症疗效肯定,某些其他疾病也被试用,尚待确切评价。

(七)分子生物学检验技术

尽管分子生物学技术在呼吸系统疾病中的应用大多尚处于研究阶段,但是已有用于指导肺癌的个体化治疗,即靶向治疗。随着技术的进步,将来可能还会用于病原微生物的快速诊断和其他疾病的个体化治疗。

## 三、呼吸系统疾病的防治

(一)重视烟草危害,预防为主,防治结合

吸烟危害健康是不争的医学结论。吸烟直接损害呼吸道,是引起呼吸系统疾病的首要危险因素。吸烟所引起的六种主要致死性疾病(包括慢阻肺、下呼吸道感染、结核、肺癌、缺血性心血管病和脑血管病)中呼吸系统疾病占多半。戒烟可以使肺功能下降速率明显延缓,预防或改善慢阻肺。通过大力普及防癌知识、纠正不良生活习惯(戒烟)、早期发现、早期诊断和早期治疗,可以有效预防或改善肺癌的预后。因此,控制吸烟是防治呼吸系统疾病最重要和最为可行的措施。应该说,吸烟及控制吸烟问题是呼吸系统疾病预防和治疗领域亟待解决的重大问题,也是呼吸医师必须给予关注,承担责任和付诸行动的重要方面。如同在对感染性疾病和职业性疾病的防治中产生了感染病学与职业病学一样,关于吸烟危害健康的研究与防治实践正在逐步形成一个专门的学科体系,我们称之为烟草病学,其主要学科框架包括烟草及吸烟行为、烟草依赖、吸烟及二手烟暴露的流行状况,吸烟对健康的危害,二手烟暴露对健康的危害,戒烟对健康的益处,戒烟及烟草依赖的治疗等方面内容。呼吸医师应当承担其责任与使命,积极宣传戒烟,开展并加强烟草病学的学科建设,深入进行吸烟致病机制的研究,建立戒烟门诊,采取切实有效的戒烟措施。烟草依赖目前已被世界卫生组织(WHO)作为一种疾病列入国际疾病分类，医务人员应该帮助吸烟者进行戒烟尝试，提供戒烟咨询，辅以药物治疗。目前戒烟药物主要包括尼古丁替代治疗药物(咀嚼胶，贴片，舌下含片等)、伐尼克兰($\alpha_4\beta_2$尼古丁受体激动剂)、安非他酮缓释剂(一种抗抑郁药)，均可不同程度地提高戒烟成功率。

同时，减少大气污染也是预防呼吸系统疾病发生发展的重要措施。必须严格执行国家环保部门制定的空气污染容许标准，加强监督。

(二)呼吸系统感染的抗菌药物治疗

20 世纪 90 年代初世界卫生组织(WHO)的统计资料表明，各种感染性疾病仍然是威胁人类健康的主要杀手，占世界人口死因的 32.7%。其中，呼吸系统感染位居榜位。因此，治疗呼吸系统感染一直是医务人员最常面对，又很棘手的问题。由于患者基础状态的不同、病原微生物的变迁、对新型抗菌药物耐药菌的产生等，使问题更加复杂化。对此，应该把握以下原则。

1.重视病原学诊断

是否为细菌性感染，属于何种细菌，在使用抗菌药物之前应留取合格的细菌标本，进行细菌定量培养和药敏试验。在细菌学检查未确定前，根据临床资料有理有据地推测可能致病菌，开始经验治疗。待细菌学结果回报后，再结合临床疗效确定是否更换药物，力争“有的放矢，防止滥用”。

2.结合患者的基础状态

患者的感染是社区获得性还是医院获得性，基础状态情况及免疫能力的好坏等因素均与治疗效果密切相关。因此，在充分重视感染病原学的基础上，结合患者的机体状态选择合适的抗菌药物。对免疫功能低下者应选择杀菌药。对病情重或危及生命者，在病原确定前即应选择杀菌力强的广谱抗菌药物，以免延误治疗时机。

3.掌握抗菌药物的特点及适应证

对所选用抗菌药物的抗菌谱、药代动力学、用法及不良反应等应熟悉。了解药物的抗菌作用是属于时间依赖性还是浓度依赖性，以及在肺组织及痰液中的浓度、血药浓度与 MIC 的比值。根据患者病情轻、中、重或特殊情况，采用口服、肌内注射、静脉等不同的给药途径。

4.联合用药和药物相互作用

一般性细菌感染用一种抗菌药物能够控制，不需联合用药。即使是较重症的感染，如能选择抗菌谱合适的药物并足量也应取得很好的疗效。但在一些复合性(如细菌合并真菌)感染，或对某些抗菌药物(如头孢类)禁忌而病情又严重者，采取联合用药可起到协同作用，增强疗效。但应注意药物间的配伍禁忌和药效的拮抗作用。如红霉素有酶抑制作用，可使口服降糖药、抗凝剂、茶碱类作用增强；环丙沙星能使血中茶碱浓度增高等，应予以避免。

5.注意抗菌药物的不良反应

任何抗菌药物均有其不良反应，对此必须像熟悉药物的抗菌谱一样熟知。长期应用广谱抗生素，会导致双重感染，也应给予足够重视。

呼吸系统感染及抗菌药物的应用是一个古老而又新鲜且富有挑战性的话题，对它的认识在临床实践中不断丰富和深化。我国对此也制订了建议性指南(草案)，并根据我国感染性疾病原谱及其耐药性变化的循证医学资料定期修订，对临床医生很有帮助。

（三）糖皮质激素的应用

该类药物在呼吸系统疾病的药物治疗中占有重要的地位。

（1）支气管哮喘：糖皮质激素是治疗该病的主要药物，全身给药主要用于治疗急性严重发作，缓解期则应采用吸入的方法以减少不良反应。

（2）外源性过敏性肺泡炎：通过抑制变态反应治疗本病。

（3）结节病：虽然大多数结节病可自行缓解，但仍有近30%患者的病变长期不能消失，有的甚至进行性恶化。对有适应证的患者，糖皮质激素可取得较好的疗效。

（4）风湿病：风湿病引起的肺损伤，即胶原血管病-间质性肺病（CVD-ILD）。

（5）急性肺损伤或急性呼吸窘迫综合征：是否应用目前尚有争议，但近年研究表明，疗效好坏与根据不同病例选择合适的时机、计量和疗程关系密切。

（6）结核性胸膜炎：对胸腔积液量较大，胸腔积液蛋白含量高，结核中毒症状明显者，在抗结核的同时可短期、适量应用糖皮质激素。

（7）其他：如隐源性机化性肺炎、肺嗜酸细胞浸润、Wegener肉芽肿、变态反应性支气管肺曲菌病、部分药物性肺病等，对糖皮质激素治疗均呈较好疗效。

（四）呼吸机的应用

呼吸机经过70余年的临床应用，已从原始的负压“胸甲”式发展到计算机控制智能化多功能型，性能日趋完善，使用安全性也越来越高，在现代医学中占有十分重要的位置，在呼吸系统危重疾病的抢救中，常能起到关键性作用。通过呼吸机的治疗可以达到以下目的：①维持适当的通气量，使肺泡通气量满足机体需要。②改善气体交换功能。③减少呼吸肌的做功，防治呼吸肌疲劳。④预防性机械通气，避免重病患者发生呼吸衰竭。此外，持续性气道正压（CPAP）通气可治疗阻塞性睡眠呼吸暂停低通气综合征（obstructive sleep apnea hypopnea syndrome，OSAHS）。使用呼吸机还可进行肺内雾化治疗。正确地选用呼吸机类型和通气方式，合理地调节参数，有效地达到呼吸机治疗的预期目的，最大限度地减少并发症的发生等一系列问题都需要医务人员在实践中学习，逐步掌握。

（五）氧气疗法

通过增加吸入氧浓度，提高肺泡氧分压，加大肺泡膜两侧分压差，促进氧的弥散，从而提高动脉血氧分压和血氧饱和度，达到改善、纠正组织缺氧的目的。在选择氧疗方法时，要根据患者不同的病理生理状态来选择不同的方式。如对COPD患者应选用低浓度持续性吸入；而对肺纤维化、急性呼吸窘迫综合征的患者则适于中或高浓度吸氧，但持续高浓度吸氧要警惕氧中毒。对因一氧化碳中毒，血红蛋白失去携氧能力的患者则需进行高压氧疗。长期氧疗能改善COPD患者的预后。要充分认识氧疗在其治疗作用的同时，使用不当会发生氧中毒。

（六）呼吸道的湿化及雾化疗法

雾化治疗是通过装置产生水蒸气，提高吸入气中的水蒸气含量，使气道湿化、稀释分泌物，使其易于排出，从而达到治疗目的。雾化治疗则是将药物或水分散成雾粒或微粒悬浮于气体中，雾化量较大的雾化器也可用于湿化治疗。通过雾化吸入药物到气道和肺泡，可提高呼吸器官的局部药物浓度，发挥更好的疗效，同时减少全身其他系统的不良反应。最常用的雾化吸入药物有平喘药、糖皮质激素和黏液溶解剂等祛痰药。

（七）介入治疗

近年来，经纤维支气管镜对呼吸系统疾病的治疗及血管内介入性治疗均有一定的进展。如大容量全肺灌洗治疗肺泡蛋白沉积症、内镜激光治疗呼吸道肿瘤、管腔内近距离放射治疗气管及支气管肿瘤、经纤维支气管镜局部注射化疗药物治疗中央型肺癌、经纤维支气管镜放置支架治疗气道狭窄、支气管动脉栓塞术治疗大咯血、内科胸腔镜等技术已经成熟或日臻成熟，在呼吸疾病的治疗上发挥越来越重要的作用。

（八）肺移植

肺移植分为肺叶移植、单肺移植、双肺移植、心肺联合移植等技术。开展肺移植需要医疗、行政、法律等多个部门协作，是一项系统工程。

# 第二章　呼吸系统解剖学

## 第一节　上呼吸道

上呼吸道由鼻、口腔及咽构成。从通气角度来说，作为呼吸系统的开口，上呼吸道是吸入气流并进入下呼吸道的必由径路；同时，上呼吸道作为整个呼吸道清除防御机制的重要组成部分，还有滤过和清除吸入气流中的微小异物，对吸入气流提供有效的温化和湿化处理的重要功能；上呼吸道空间占气道解剖无效腔的 30％～50％，因此对肺泡通气也有着重要的影响。当然，保持上呼吸道完整对发音和嗅觉功能也是至为关键的。喉在解剖学上虽属下呼吸道，但是从功能上考虑，则应属上呼吸道的一部分。

### 一、鼻

鼻由外鼻和鼻腔构成。外鼻的上三分之一由刚性的鼻梁骨所支撑，其下三分之一则为鼻软骨。鼻腔位于硬腭之上，鼻中隔将其一分为二。

鼻腔是一有骨骼支撑的刚性器官，在吸气相，气道内压形成负压时可以保护鼻通道不因受大气压迫而增加阻力。鼻腔进口小而出口大，吸入气流进入鼻腔后即可扩布而与鼻黏膜表面有最大的接触，有利于有效地吸收其温度和湿度。鼻腔内壁均由黏膜覆盖，其前部三分之一为鳞状上皮组织，其余则均为假复层纤毛柱状上皮。鼻黏膜上毛细血管、杯状细胞及腺体等分布十分丰富，因此鼻具有温化、湿化及滤过、清洁吸入气流的基本功能。

鼻中隔前部为软骨，可因偏移而造成一侧鼻道的狭窄。在放置经鼻人工气道时，如果一侧插入困难常系鼻中隔偏移所致，改从对侧插入多能成功。

在两侧鼻腔的侧壁上各排列有三条前后方向的弯曲骨性突起，为鼻甲。鼻甲下方的鼻腔通道自上而下分别称为上、中、下鼻道。鼻甲的存在增加了鼻腔黏膜的表面积。成人鼻腔的容积仅约 30 $cm^2$，其表面覆盖的黏膜面积却达 160 $cm^2$ 左右，鼻黏膜与经鼻气流之间因此可有充分的湿热交换，是为鼻腔温化、湿化功能的解剖结构基础。一般情况下，鼻黏膜上每天为湿化吸入气流所提供的水分可达 1 000 mL 左右，吸入气流经过鼻腔而到达鼻咽水平时其相对湿度可以提高到 75％～80％。

在鼻腔之前，鼻前庭密布的鼻毛、鼻道的弯曲径路、鼻黏膜表面丰富的黏液则可以截留、沉积、黏着吸入气流中的异物颗粒，是呼吸系统清除防御机制的第一道屏障。临床上建立各种形式的人工气道时吸入气流可因改道绕过鼻腔，或者由于吸入鼻内的气流量过大而得不到鼻的有效温化与湿化，在这些情况下均须以人工手段对吸入气流进行有效的温化、湿化或气雾化处理，这也是呼吸治疗中的重要内容之一。

## 二、咽

咽为上呼吸道鼻腔和门腔后方的空间，又可分为鼻咽、口咽和咽喉三部分。

### (一)鼻咽部

鼻咽部的位置最高，在软腭的上方，因为与鼻腔后方相连故名之。鼻咽腔的上界为颅底蝶骨及枕骨的基底部，后方为咽后壁。鼻咽部覆盖着带纤毛的假复层柱状上皮。鼻咽部有咽鼓管开口，咽鼓管沟通鼻咽腔及中耳，对中耳内的液体引流至关重要，并因此而维持中耳内的适当气压和鼓膜的正常运动。任何影响鼻咽腔内咽鼓管开口引流通畅的因素都有可能引起中耳炎和听力下降。在需要保持咽部通道的通畅而留置鼻咽导管或气管插管时，可能会因导管压迫咽鼓管开口而造成不良反应。

### (二)口咽部

口咽部为软腭与舌根之间的气道空间，系鼻咽部向下的延续。口咽腔同时与前方的口腔相沿，故实为鼻、口两个方向而来的气流径路；因此在上呼吸道梗阻时根据患者的具体情况，可有经鼻或经口建立人工气道的两种选择。

口咽后壁上丰富的淋巴组织包括扁桃体为呼吸系统清除防御机制中的重要环节。

### (三)喉咽部

喉咽部为咽的最深部，在舌根以下到食管开口之间，其前方即为喉。喉咽部周围均为肌肉软组织结构，缺乏骨性支撑，所以在昏迷、麻醉等意识丧失的情况下或者睡眠呼吸暂停综合征及帕金森综合征等患者，都可以因为局部肌肉特别是舌肌的松弛而失去必要的张力支撑，加上患者又多为仰卧，因而极易造成舌根后坠，不同程度地堵塞此段咽部气道，成为常见的气道急症。此外，进行气管插管时需要看清的一些重要解剖标志，如会厌、会厌角、会厌杓状软骨反折及杓状软骨等。因此喉咽部在上呼吸道气道管理和气管插管中有着重要的意义。

头的位置对喉咽部气道是否通畅有很大的影响。人在低头时，咽部气道因为大角度前曲、咽后壁向前压迫而可能会有不同程度的堵塞，造成与平卧位时舌根后坠同样的后果。但是，无论体位如何，只要将颈部垫起、头部后仰，便可使咽后壁后移，并使整个上呼吸道口、咽及喉拉直在一条轴线上；如果将下颌上抬而带动舌根前移，则更可加大咽部气道前后壁间的空间。在心肺复苏、咽部气道梗阻，或者需要气管插管、支气管镜介入时都应采取这个位置使患者的咽部气道保证有满意的开放和暴露。头部后仰可以增加咽喉壁与舌根的距离，而开放咽部气道口咽及舌咽部分布着第九对颅神经，即喉返神经感觉支的末梢。咽部受刺激时，冲动经反射弧由第十对颅神经，即迷走神经的运动支传出而形成呕吐及吞咽动作，将异物排出或吞入食管内，以防气管吸入，是为咽反射。咽反射为正常人呼吸道所有的保护性反射之一。病理情况下如药物过量、麻醉、中枢神经系统病变或昏迷时，咽反射可能消失而造成气道吸入。由于咽反射较喉反射、气管反射及气管隆嵴反射等其他三个保护性反射受损早而恢复晚，因此被用来作为评估整个呼吸道保护性反射机制是否完好的指标。

### 三、喉

喉的体表解剖位置在颈前第 4 到第 6 颈椎水平，为上、下呼吸道连接的部位，其上为喉咽部，往下则与气管相连。喉具有四个方面的基本功能：连通上、下呼吸道，保护下气道以免异物进入，参与咳嗽动作及语言发声。

喉是由软骨群构成的中空器官，各软骨由喉肌群及膜状组织相连。甲状软骨为喉中最大的一块软骨，由两翼在前正中相连，形成“喉结”。甲状软骨的下方借环甲膜与环状软骨相连，在体表上，紧接甲状软骨下缘约指尖宽的间隙即为环甲膜的投影位置。环甲间隙有重要的临床意义，环甲膜穿刺和紧急情况下的环甲膜切开术均由此处进入气管。

喉的开口为声门，约在甲状软骨下部的水平，为两侧声带间的间隙。声带为杓状软骨与甲状软骨间的一对韧带膜，其前部结合在一起附着于甲状软骨上，后部则附着在甲状软骨后方两侧活动的杓状软骨上，因此两侧声带的边缘所形成的声门为一扇面向后的八字形开口。声带的活动由杓状软骨牵动，除了发声之外也随呼吸舒缩。吸气时声门开大，特别在深吸气时声门明显打开；屏气时则可关闭成一细缝。在成人，声门为上呼吸道最狭窄的部位，各种原因的声带水肿较容易造成声门的明显梗阻，甚至引起窒息，是最紧急的气道急症。但在幼儿时期，上呼吸道最狭窄的部位则在声门稍下的环状软骨水平，相应的声门下水肿造成的梗阻和威胁也要更大。

声带为甲状软骨与杓状软骨之间两片膜性韧带的增厚边缘，两侧声带在前并在一起附于甲状软骨，而在后方则分开附着于杓状软骨，其间的“八”字形裂隙即为声门。声门为喉的开口，也是进出气管的关卡；会厌为一片叶状弹性软骨，也为喉的重要组成部分。会厌的基底部附着于甲状软骨前缘，其游离的体部可以后翻盖住喉的上口而将声门封闭，这在吞咽时可防止食物吸入气管。

喉反射为呼吸道保护性反射之一。喉部受到异物刺激时，冲动由迷走神经感觉支传入，通过迷走神经运动支、喉返神经传出，使声带合拢、会厌关闭而制止异物进入气管内。各种病理情况下特别在昏迷时，喉反射可能消失而造成气道吸入甚至窒息。喉黏膜由上皮覆盖，在声带以上为复层鳞状上皮，声带以下部位的喉黏膜则为假复层柱状纤毛上皮。

## 第二节　下呼吸道

下呼吸道从气管开始，分支为主支气管、叶支气管、段支气管，越分越细，直到肺泡共分 24 级。其中，从气管到终末细支气管为气体的传导部分；从呼吸性细支气管到肺泡为气体的交换部分。

### 一、气管

在结构上由透明的 C 形软骨环作为支架，内覆黏膜，外被结缔组织及平滑肌纤维所覆盖。气管为喉与气管叉之间的扁圆形管道。气管软骨环呈 C 形铁蹄形(约占气管周径的 2/3)，直径约 1.8 cm，横径比矢径大 1/4。其数目为 12～19 个不等，以 14～16 环居多数，占 87%，男性比女性平均多一个软骨环。每一气管软骨环都可能形成倒置的"Y"形叉。气管起于环状软骨下和纵隔内的分叉之间，全长约 11 cm，可分为颈部和胸部两段。颈段气管较短，上端与喉相接，下界为胸廓上口平面，其后为食管，前面有皮肤、颈部筋膜、胸骨舌骨肌和胸骨甲状肌覆盖，活体上于颈静脉切迹处可以触及；胸段气管系从胸廓上口平面至气管叉之间的一段，较颈段长，居上纵隔内，两胸膜囊之间。气管的上端紧接喉部，下端则由两根主支气管与心包膜背面的结缔组织纤维固定在纵隔内。气管两端有一定的活动范围，其长度可略有改变，一般在 10～12 cm 之间。由于肺的影响，气管分叉略向右侧偏移。人体所处位置及运动可影响气管的位置及长度。

## 二、主支气管

气管在分叉处分为左右支气管（又称主支气管）。左右支气管之间的角度（即气管分叉处夹角），一般为 65°～80°，平均 70°。该角度大小有重要意义，角度过大提示气管分叉下淋巴结肿大，角度过小提示可能一侧支气管受压移位。支气管壁的构造与气管类似，软骨环相对较小，膜壁相对较大，软骨环的数目左、右不等，右侧的一般为 3～4 个，左侧一般为 7～8 个。

## 三、支气管树

### （一）右支气管

右支气管较左支气管粗、短和陡直，平均长度男性为 2 cm，女性为 1.9 cm，与气管中轴延长线夹角为 25°～30°，相当于第 5 胸椎水平经右肺门入右肺。异物坠入右支气管机会较多，吸入性病变如肺脓肿也以右侧居多，尤以右下叶更著。此外，行支气管镜检查或支气管插管也以右侧较容易。

### （二）左支气管

左支气管较右支气管细长和更趋于水平位，平均长度为男 4.8 cm，女 4.5 cm，与气管中轴延长线之夹角为 40°～50°；相当于第 5 胸椎水平经左肺门入左肺。左支气管的长度约为右支气管的 2.5 倍。支气管管壁的软骨，从叶、段、亚段等支气管起，逐渐变为不规则的螺旋形或裂解成为不完整的块片。待到达 7 级分支的小支气管，管径从 3.5 mm 缩小到 1～2 mm 时，软骨片迅速减少直至消失。

从细支气管到终末支气管，是气体传导的后 5 级膜性管道，连续于表层的立方形上皮细胞到此结束。黏膜下层组织逐渐退化变薄，肌纤维从管壁左右侧交织成为双螺旋的结构却有所增加。当肌纤维收缩时，终末细支气管黏膜可呈现出纵形皱襞。细支气管及其分支已无软骨支持，管腔的通畅性就不像软骨性气道，容易受到胸腔内压力波动的影响。

细支气管平均分出 20 根管径约 0.5 mm 的终末细支气管，每根终末细支气管再发出 50 根左右管径相似的呼吸性细支气管即为气体交换气道。

### （三）支气管在肺内的分支

左右支气管肺门处按肺叶分为肺叶支气管（二级支气管），左肺分上、下叶支气管，右肺分上、中、下叶支气管。叶支气管再分为肺段支气管（三级支气管），每侧肺一般分为 10 个段支气管，每个段支气管分布于所属区域的肺组织（肺段）。肺段支气管再依次分支为细支气管，终末细支气管。从终末细支气管再向下分支即为呼吸性细支气管，肺泡突出于其壁上。将肺内支气管剥离出来，或在活体用支气管造影剂造影观察时，可见到全部支气管反复分支，犹如树木的分支，故常称为“支气管树”。

（四）支气管分支的特点及意义

支气管树以一分为二或一分为三的分支到达肺的外周。分支支气管的管径虽小于主干，但其总截面积大于其主干。气管的管径与 4 级亚段支气管的总截面积均为 2.5 cm。但从第 5 级起，小支气管的总截面积开始增加。随着小支气管的 7 级分支成 2 050 支时，总截面积即上升到 19.6 $cm^2$，约为气管的 8 倍。此后又反复分成 6 万余支终末细支气管时，总截面积达 180 $cm^2$，为气管截面积的 72 倍。

临床上将管径小于 2 mm 者称为小气道，其中包括部分小支气管和细支气管。小气道具有气流阻力小和极易阻塞等特点，在平静吸气时，空气进入狭窄的鼻咽，产生涡流；到气管和大支气管的分叉处，涡流更为明显，气流阻力显著上升。在肺周围部分，支气管分为数目众多的小气道，管径的总截面积陡然增加，吸入空气到此分散，形成层流，气流阻力迅速下降，故小气道的阻力只占总气道阻力的极小部分，使吸入的空气能均匀地分布到所有肺泡内。另外，小气道为膜性气道，管壁无软骨支持。故当小气道发炎或有痰液阻塞时，或在最大呼气的气道外压力大于气道内压力时，小气道极易闭合。如阻塞性肺疾病，其病变多先从小气道开始。

## 四、气管与支气管的组织结构

（一）气管和支气管的管壁

其组织结构相似，均由黏膜、黏膜下层和外膜构成。尤以软骨性气管及其分支最具有代表性。

（1）黏膜、黏膜上皮为假复层纤毛柱状上皮，上皮表层几乎全由纤毛细胞构成，其间散在一些能分泌黏液的杯状细胞和基底细胞，K 细胞及 Clara 细胞，纤毛细胞和杯状细胞的比例约为 5∶1；支气管分支越细，杯状细胞的数目就越少，到细支气管时黏膜仅为一层纤毛细胞和极少的杯状细胞。

（2）黏膜下层为一疏松的结缔组织层，位于黏膜的固有膜与黏膜下组织之间，二者无明显分界线，有弹力纤维和黏液腺、混合腺等分布其间（其中黏液腺占大多数，包括黏液细胞和浆细胞）并与纤维软骨层中的软骨和环形弹力纤维相联结。

（3）外膜由透明软骨和纤维组织构成。气管软骨呈马蹄形，缺口位于背侧，由平滑肌束和结缔组织连续，构成膜壁。平滑肌收缩时气管管径变小，随着支气管向外周伸延，支气管中的软骨片越来越小。到达细支气管时，壁内即不再存在软骨，而由一层排列呈螺旋状的平滑肌包绕，当该平滑肌收缩时，支气管变窄变短，在细支气管上皮中有一种无纤毛而浓染颗粒的细胞称 Clara 细胞，具有分泌功能，与生成肺泡表面活性物质有关。

（二）支气管腺体

（1）混合腺体由黏液和浆液两类分泌细胞、分泌管和收集管等构成，由导管引入气道腔的开口。主要位于黏膜下层，以中型支气管最多，密度达 1 个每平方毫米，成人约 6 000 个。

（2）腺体每日的分泌量约 4 mL，为杯状细胞分泌量的 40 倍。因而较大气道的分泌物主要由腺体供应。腺体的大小及数目变化很大，其内还含有可以分泌组胺、肝素、5-羟色胺的肥大细胞、淋巴细胞和肺 K 细胞。腺体分泌受诸多因素影响，比如慢性气管炎及支气管炎时，腺泡增多，腺体增大，分泌量增加。另外，腺体分泌受迷走神经的支配，乙酰胆碱的刺激可使之增加，而阿托品抑制其分泌。α 及 β 肾上腺素制剂的刺激，也可改变腺体的分泌量及成分。组胺、前列腺素、血管活性肠肽等递质，以及钙离子等也能改变腺体分泌的质量。腺体分泌物成分颇为复杂，有多糖、清蛋白、球蛋白、钾离子、钠离子、溶菌酶、转移因子及某些特殊抗体。呼吸道的某些非特异性免疫功能可能与此有关。杯状细胞和浆液细胞是传导性气道上皮层的分泌细胞。在吸入异物和刺激性气体后，两种细胞的分泌量均明显增加。

（三）支气管的纤毛

（1）上下呼吸道除了声带，咽后壁等之外，均分布有纤毛。纤毛是从黏膜纤毛细胞长出，每个细胞约有 200 根纤毛，每平方厘米（$cm^2$）有 15 亿～20 亿根。纤毛长为 7～10 mm，直径为 0.3 μm。表面由纤毛外膜覆盖，内部由纵行排列的微管组成。微管的数目、排列方式与所有的纤毛都保持一致的。

（2）在正常生理状态下，所有的纤毛均以同一个频率（22 次/秒），向同一个方向（头端）纤动，它是组成气道的黏液纤毛清除装置的主要成分之一，在维护气管支气管肺树的健康上，具有极为重要的意义。正常成人每天呼吸约 900 L 的空气中绝大部分有害物质是靠纤毛清除掉的，气管和支气管的纤毛呈致密的绒毯状，而末梢气道则呈孤立的簇状。纤毛对外界环境变化甚为敏感，在温度过高或过低及有害气体（如工业污染、吸烟）的作用下，其正常的纤动功能就要受到影响，当 pH 低于 6.5 时，纤毛的纤动就会停止；睡眠和重力不影响纤毛的摆动；在病理情况下，如慢性气管炎或支气管炎，腺体过度分泌，纤毛不能有效摆动，黏液不能及时清除，则易阻塞小气道而发生感染；细菌和病毒又可损伤纤毛，加重感染等。另外，当气管插管或切开时，直接影响了上呼吸道的湿化功能，可破坏黏液毯，使纤毛运动受影响；某些药物对纤毛运动有影响，如前列腺素能增加支气管黏液浆液的分泌量，阿托品对纤毛清除装置亦具有抑制作用。

## 五、气管和支气管的血液供应、淋巴回流和神经支配

（一）气管部分

（1）颈段由甲状腺下动脉的气管支分布，该支与甲状腺上动脉的气管支和支气管动脉吻合。

（2）胸段上部主要来自食管动脉的细小分支，小部分来自甲状腺下动脉。

（3）胸段下部的血液来自支气管动脉，后者的分支沿气管向上，与来自食管动脉的分支互相吻合，气管周围有静脉丛通过气管静脉引流入甲状腺下静脉。

（4）气管的淋巴丰富，可分为两组：一组位于黏膜，另一组位于黏膜下层。其淋巴管入邻近的淋巴结，如支气管前淋巴结、气管旁淋巴结及气管支气管淋巴结等，气管黏膜下层的淋巴管在气管分叉处与动脉周围和支气管周围淋巴管吻合，气管的炎症可沿淋巴管传播到肺。

（5）气管的神经来自迷走神经的分支和喉返神经的气管支，以及交感神经，它们主要分布于气管平滑肌及黏膜。

（二）支气管部分

（1）其主要由甲状腺下动脉的气管支、主动脉分出的支气管动脉、肋间动脉和胸廓内动脉的

纵隔前动脉供血。

(2)支气管动脉还与肺动脉间有侧支循环,故中、小支气管远端直接由肺动脉供血。

(3)支气管的静脉回流有经气管静脉入甲状腺下静脉,经支气管前静脉入无名静脉,经支气管后静脉入奇静脉,最后均回肺静脉、上腔静脉和后纵隔静脉。

(4)支气管的淋巴也甚丰富,主要注入气管支气管淋巴结。

(5)神经来自迷走神经的支气管前支和后支、喉返神经的气管支,以及交感神经的分支。

## 第三节　肺的组织结构

肺间质内的液体循环处于高度的动态平衡之中,肺间质内存在着丰富的淋巴管道,淋巴引流在维持肺内液体循环的平衡中有着重要作用。肺内的淋巴引流起始于肺间质厚部。位于肺间质中的淋巴管道最初起始结构只是一薄层由内皮细胞包卷成的终囊,内皮细胞间的连接并不紧密,液体和蛋白质分子可以透过囊壁而进入管道内形成淋巴液。管道在间质内的移行中,逐渐在管壁上形成了完整的基膜,同时在管道上出现了漏斗状的单向膜瓣,从而完成了淋巴终囊到淋巴管的结构转变。随后,在淋巴管继续向肺门移行的过程中,其管壁上进一步出现了平滑肌纤维的环绕;而到了肺泡管、呼吸性细支气管水平则更可见到淋巴管的蠕动,因而最终完全发育成为收集性呼吸性淋巴管。这种结构上的演变,为不同部位内的淋巴引流提供了不同的机制。在淋巴终囊水平,较大淋巴管的蠕动是造成终囊内压力低于间质内压的原因,这个压力差使得间质内液体和蛋白质得以进入终囊内而形成淋巴液。在肺间质内小淋巴管水平,肺通气造成肺间质内胶状液体的压力脉动,这个压力变化推动淋巴液向较大的淋巴管流动,淋巴管道中的单向活瓣则强化了这个机制的作用。而在较大的淋巴管内,管壁上出现了平滑肌,平滑肌的舒缩造成的管壁蠕动成为淋巴流动的更有效的动力。淋巴管壁平滑肌受自主神经系统的调节。

肺泡为气道最末一级即第二十四级的分支,是肺内进行气体交换的主要部位。不过在功能上,终末细支气管即第十七级支气管以下的分支,其管壁上就已经有气体交换,所以又称呼吸性细支气管。呼吸性细支气管约有三级分支,其上皮逐渐由纤毛柱状细胞转变为扁平鳞状细胞,而杯状细胞则几乎消失。从第二十级分支起,呼吸性细支气管又有三级分支即肺泡管,肺泡管的管壁已经完成肺泡化,肺泡管上的平滑肌可以调节其管腔。肺泡管与肺泡相通,其末端则分支成囊状盲管即肺泡囊。第一级肺泡管与其相应的肺泡组织构成初级肺小叶,通常认为初级肺小叶是肺的基本功能单位。肺实质和肺泡是肺组织的基本结构,肺循环的小支和肺毛细血管分布在肺实质之中。肺实质和肺泡壁上的结缔组织富含胶原纤维、弹性纤维及蛋白多糖,结缔组织所形成的网状构架是肺内的重要结构。一方面,作为肺的支架,其胶原纤维与肺泡上皮、肺毛细血管基膜的胶原纤维相融合而把肺内的组织结构组合在一起;另一方面,又通过移行相连于气道管壁上的结缔组织网络,使得肺组织与支气管连接成一个互相支持和影响的整体。

与气管支气管相比,肺泡的胚胎发育较晚。肺泡的发育主要在出生之后,新生儿的肺泡仅1 700 万～2 000 万个,到18 个月时则已增长到1.3 亿,接近于成人的40%。肺泡的增长基本与体表面积的增长呈线性关系。由于身长的差异,成人的肺泡一般在 2.1 亿～6.1 亿之间。

成人肺泡大致为多角形,充气时其直径为 200～250 μm。肺泡壁的表面由肺泡上皮所覆盖,上皮表面则有一薄层衬液;肺泡壁内有着丰富的毛细血管网及结缔组织,但在某些部位肺泡之间则直接以肺泡隔相邻;肺泡之间存在着孔隙,称为肺泡孔,相邻肺泡内的气、液可经此交通。在呼吸性细支气管与相邻的肺泡间则存在着另一形式的称为兰伯特(Lambert)通道的细小交通管道,为肺泡与细小支气管间提供更多的侧支交通,可防止局部肺泡管堵塞时其远端的肺泡发生肺泡不张。

## 一、肺泡上皮构成

构成肺泡上皮的细胞有Ⅰ型和Ⅱ型肺泡上皮两种,两种细胞都贴附于上皮的基膜上。

Ⅰ型肺泡上皮细胞为肺泡表面上主要的细胞,其面积占肺泡表面积的 95%左右。Ⅰ型上皮细胞形状扁平,胞浆薄,其中含有吞饮泡,细胞之间则连接紧密。

Ⅰ型肺泡细胞对维持肺泡的正常结构和功能有着重要的作用。首先,因其细胞薄而细胞间连接致密,肺泡腔与毛细血管间的交换气体非常易于弥散透过上皮,而肺泡腔与肺间质内的液体和生化物质却不容易互相渗透,因而形成良好的交换屏障。其次,其胞浆内的泡饮对于肺泡腔与肺间质、毛细血管间的液体和蛋白类物质则有转运作用,通过吞饮既可清除肺泡腔内的渗出物,又可将血液内的杀菌物质转运到肺泡腔内,因而是肺泡炎症和疾病恢复中的重要机制。

Ⅰ型上皮细胞对于某些致病因素甚为敏感,细胞容易变性甚至损伤脱落。例如,在有害气体吸入、重度炎症、成人呼吸窘迫综合征(ARDS)等病理情况下,Ⅱ型上皮细胞首先受损或脱落,使得交换屏障破坏,间质内的液体、炎性蛋白及细胞成分得以渗入肺泡腔内,而肺泡腔内的病原体和有害物质则可能同时进入间质及毛细血管内。

Ⅰ型上皮为分化完全之细胞,不能再自身分裂增殖,其修复和更新有赖于Ⅱ型肺泡上皮细胞分裂、增殖为Ⅰ型上皮细胞。因此,在肺部疾病的恢复中,Ⅱ型上皮的分裂、增殖能力又成为关键因素之一。有实验证明,在Ⅱ型上皮细胞膜上存在有糖皮质酮受体,在糖皮质酮的作用下可以形成糖皮质受体复合物而促进Ⅰ型上皮细胞的修复。

在电子显微镜下,Ⅱ型肺泡上皮细胞大致呈圆形。Ⅱ型肺泡上皮细胞体积较小,虽然其细胞数目约为Ⅰ型细胞的 2 倍,但其总的覆盖面积仅为肺泡面积的 5%。

Ⅱ型细胞分散在Ⅰ型细胞之间而突入肺泡腔内,在其游离面上有细小绒毛。Ⅱ型细胞内富含线粒体、内质网和高尔基氏体等细胞器,有旺盛的分泌代谢活力。具有特征性的是,Ⅱ型细胞胞浆内存在着许多含有磷脂、黏多糖及蛋白质的致密卵圆形分泌颗粒,因在其内可见同心圆膜板,故又称板层小体。板层小体处于分泌状态时移行贴附于细胞表面,小体破裂后其内容物即释出在Ⅱ型细胞表面,成为表面活性物质。

表面活性物质有降低表面张力、加大液-气界面的作用。Ⅱ型肺泡细胞分泌的表面活性物质溶解在肺泡表面的衬液层中,当肺泡缩小时其内衬液层增厚,表面活性物质的密度增加,表面张力减小,因而使肺泡易于充盈、避免发展成肺泡萎陷不张;而在肺泡明显扩张时,内衬液层变薄,表面活性物质密度降低,表面张力增加,则使肺泡不易进一步充盈而避免过度扩张,从而维持肺泡的稳定。

病理情况下，因为缺乏表面活性物质或者因其活性的下降，肺泡容易在加大的表面张力的作用下而发生萎陷不张，流经这些肺泡的血流得不到气体交换，从而造成通气/血流比例失调而形成严重的缺氧，成人呼吸窘迫综合征即为其临床典型。

糖皮质酮能够促进Ⅱ型细胞的分裂增殖，也能促进表面活性物质的合成与分泌，因而在治疗上有重要的地位。

在肺泡表面还常可见到肺泡巨噬细胞。肺泡巨噬细胞并非肺泡上皮所固有的细胞，而是由血液内单核细胞趋化转化而来。当肺泡内有异物颗粒进入时，即可刺激血液内的单核细胞游走出肺毛细血管，经肺间质迁徙进入肺泡内，成为游走的肺泡巨噬细胞。肺泡巨噬细胞吞噬进入肺泡的外来异物颗粒后，借本身的阿米巴运动以及肺泡表面内衬液与呼吸性细支气管黏液之间表面张力的差异所引起的漂流进入支气管树，然后被黏液纤毛运动所清除。

## 二、肺毛细血管

肺为人体内毛细血管最丰富的部位。肺毛细血管壁的总面积相当于肺泡面积的 90%，每个肺泡由 1 800～2 000 段毛细血管网络所包绕。毛细血管与肺泡间有如此大的接触面积是其气体交换功能的需要。

肺毛细血管壁也是仅由内皮细胞与基膜构成的。肺毛细血管的内皮细胞的细胞体很薄，胞浆内细胞器不多，也含有饮泡，这样的结构与Ⅰ型肺泡上皮细胞极为相似。肺毛细血管较体内绝大多数其他部位的毛细血管更易发生渗漏，水分和胶体物质较易从毛细血管内外移而进入肺间质中。

正常肺毛细血管内皮细胞间的连接相当紧密，仅有某些直径仅数个纳米的细小孔隙存在。一般认为，经肺毛细血管壁的气体交换是透过内皮细胞的细胞体进行的，其机制为气体分子在细胞膜上及细胞质内的弥散，并不依赖任何孔道的存在。细胞间的孔隙受原纤维舒缩的控制，水和较小的水溶性蛋白分子通常透过这些小孔进出肺毛细血管壁。而较大的分子，如血浆蛋白的通透则是通过内皮细胞的饮泡来转运的。由于原纤维非常易受毛细血管内静水压的影响，其压力升高时就会有大量水分以致较小分子的蛋白透过内皮而进入肺间质。

内皮细胞同Ⅰ型上皮细胞一样，对损伤因子相当敏感，除心源性的原因造成肺毛细血管静水压增高外，缺氧，感染、物理和化学因素的刺激等多种原因也均可损伤内皮，表现为肺毛细血管壁通透性的增高，大量水分及蛋白质向肺间质、继而向肺泡内转移，而形成间质以致肺泡水肿。

## 三、肺间质

肺间质是指介于肺泡壁之间的组织结构。肺间质内的基础结构是由胶原纤维所构成的网络支架，网络支架的间质内充满着富含透明质酸的胶状液体。肺泡的几何形状乃至整个肺的海绵状结构都是由此不同走向的纤维网络系统与胶状液体一起形成的间质构架所维持的。除了这些支架结构外，终末细支气管以下的气道分支、相应的肺小动脉、小静脉及毛细血管、淋巴管、细小神经分支以及某些组织细胞都可分布，行走在肺间质中。

肺毛细血管在肺间质中蜿蜒蛇行，在某些部位，毛细血管壁与肺泡上皮基膜融合在一起，其间无其他组织结构，也无液体积聚的空间，肺泡上皮、基膜及毛细血管内皮一起构成了呼吸膜，肺泡与毛细血管内的气体分子很容易弥散通过而发生气体交换。这些部位组织菲薄、较少有液体积聚的余地，所以又称薄部或紧部。

而在间质的其余部位，毛细血管与肺泡被肺间质所分离，肺泡上皮与毛细血管上皮之间有较大距离，气体分子不易弥散通过；相反，较为疏松的间质使得肺内液体一旦在有循环障碍时便容易积聚在这里而形成间质水肿。所以，这些部位称为厚部或松部。由于胶体分子对水有较大的亲和力，即使在肺间质内有较多液体积聚时，间质内的压力增高得也并不明显；通常，肺间质内的含水量要较正常增加 30%以上时，才可能测量到压力的升高。

# 第三章 呼吸系统危重症

## 第一节 重症哮喘

重症哮喘，是指哮喘发作时，虽经糖皮质激素（≤1 000 μg/d）和应用β受体激动剂或茶碱类药物治疗后，哮喘症状仍持续存在或继续恶化；或哮喘呈爆发性发作，哮喘发作后短时间内即进入危重状态，临床上常难以处理。这类哮喘发作患者可能迅速发展至急性呼吸衰竭，并出现一系列的并发症，既往也称之为哮喘持续状态。重症哮喘对常规治疗反应差，与其特异的病理生理机制有关，重症哮喘发病机制中，支气管黏膜水肿和痰液栓塞比支气管痉挛起了更为重要的作用。重症哮喘的早期诊断有助于及时进行有效的治疗，以防止哮喘病情的进一步加重，改善患者的预后，降低死亡率。临床上应根据患者的病史、哮喘发作的预兆、临床表现、体格检查和必要的实验室检查立即作出临床诊断和治疗。重度哮喘发作约占住院哮喘患者的10%，致死率高达9%～38%，这是临床医师面临的一个难题。

### 一、重症哮喘的发病因素

（1）哮喘触发因素持续存在：诱发哮喘的吸入性过敏原或其他刺激因素持续存在，使机体持续地产生抗原-抗体反应，发生气道炎症、气道高反应性和支气管平滑肌痉挛。如果患者不断吸入或接触变应原，气道炎症将进行性加重，并损伤支气管黏膜，使支气管黏膜充血水肿，黏液大量分泌并形成黏液栓，加上支气管的极度痉挛，导致严重的气道阻塞。

（2）呼吸道感染：细菌、病毒、肺炎支原体和衣原体等引起的呼吸道感染，病原体及其代谢产物可刺激支气管和损伤支气管黏膜，引起黏膜炎症、充血、水肿和黏液的大量分泌，使小气道阻塞。呼吸道感染也使气道反应性增高，导致支气管平滑肌进一步缩窄，呈现哮喘持续状态。

（3）糖皮质激素使用不当：长期使用糖皮质激素后突然减量或停药，可造成体内糖皮质激素水平的突然降低，致使哮喘恶化且对支气管扩张剂反应不佳；尤其是长期吸入或口服大剂量激素者，常常伴有下丘脑-垂体-肾上腺皮质功能的抑制，突然停用激素往往相当危险。

（4）水、电解质紊乱和酸中毒：哮喘急性发作时，患者多汗和呼吸道内丢失大量的水分，并且使用氨茶碱类制剂导致尿量增多，患者有不同程度的脱水。从而使痰液更为黏稠，形成难以咳出的痰栓，可广泛阻塞小支气管，加重呼吸困难且难以缓解。此外，由于低氧血症可使体内酸性代谢产物积累，患者可合并代谢性酸中毒；此时，气道对许多支气管扩张剂反应性降低，进一步加重患者的病情。

(5)精神因素：哮喘患者由于精神过度紧张、不安、恐惧和忧虑等因素均可促使哮喘病情的恶化。精神因素也可通过影响某些神经肽分泌等的途径加重哮喘。

(6)阿司匹林或其他非甾体消炎药的使用可诱发哮喘。

(7)出现严重的并发症，如气胸、纵隔气肿。

(8)哮喘患者如合并气胸、纵隔气肿或肺不张等，以及伴发其他脏器功能衰竭均可导致哮喘症状的加剧。

(9)因长期应用 $\beta_2$ 受体激动剂，对 $\beta_2$ 受体激动剂“失敏”或气道反应性反跳性增高。

## 二、临床表现

重症哮喘患者多有喘息、咳嗽、呼吸困难，呼吸频率增加(>30 次/分)等症状。部分重症患者常常呈现极度严重的呼气性呼吸困难、吸气浅、呼气延长且费力。患者有强迫端坐呼吸、不能平卧、不能讲话、大汗淋漓、焦虑、表情痛苦而恐惧。病情严重的患者可出现意识障碍，甚至昏迷。重症哮喘典型发作时，患者脸色苍白、口唇发绀，有明显的“三凹征”。常常有辅助呼吸肌参与呼吸运动，胸锁乳突肌痉挛性收缩，胸廓饱满。有时呼吸运动呈现为矛盾运动，即吸气时下胸部向前，而上腹部则向内侧运动。呼气时间明显延长，呼气期两肺满布哮鸣音。但是，危重患者呼吸音或哮鸣音可明显降低甚至消失，表现所谓的“静息胸”。可有血压的下降，心率大于 120 次/分。如果患者出现神志改变、意识模糊、嗜睡、精神淡漠等，则为病情危重的征象，见表 3-1。

表 3-1　哮喘发作时病情分度

| 项　目 | 轻 | 中 | 重 | 危重(呼吸停止) |
|---|---|---|---|---|
| 气短 | 步行时 | 稍事活动时 | 休息时 | — |
| 体位 | 可平卧 | 喜坐位 | 前弓位 | — |
| 谈话方式 | 成句 | 字段 | 字词 | 不能讲话 |
| 精神状态 | 可能有焦虑/尚安静 | 时有焦虑或烦躁 | 常有焦虑或烦躁 | 嗜睡或意识模糊 |
| 出汗 | 无 | 有 | 大汗淋漓 | — |
| 呼吸频率 | 增加 | 增加 | 常超过 30 次/分 | — |
| 辅助肌肉活动及胸骨凹陷 | 常无 | 常有 | 常有 | 胸腹部矛盾运动 |
| 哮鸣 | 中度，常见于呼气末期 | 响亮 | 常响亮 | 无 |
| 脉率(次/分) | <100 | 100～120 | >120 | 心动徐缓 |
| 奇脉 | 无，1.33 kPa (10 mmHg) | 可有，1.33～3.33 kPa (10～25 mmHg) | 常有，>3.33 kPa (25 mmHg) | 若无，提示呼吸肌肉疲劳 |

（续表）

| 项　目 | 轻 | 中 | 重 | 危重(呼吸停止) |
|---|---|---|---|---|
| 初用支气管舒张剂后的 PEF 占预计值或本人最高值的百分率 | 70%～80% | 50%～70% | 50%以下的成人小于 100 L/min 或反应持续 2 h 以内 | — |
| $PaO_2$(吸入空气) | 正常,通常不需此项检查 | >8 kPa (60 mmHg) | 8 kPa(60 mmHg)可有发绀 | — |
| $PaCO_2$ | <6 kPa(45 mmHg) | <6 kPa (45 mmHg) | >6 kPa(45 mmHg)可能呼衰 | — |
| $SaO_2$%(吸入空气) | >95% | 91%～95% | <90% | — |

## 三、重症哮喘诊断依据

(1)呈前弓位端坐呼吸,大汗淋漓,焦虑不安,只能说出单个字。

(2)呼吸频率大于 30 次/分,心率大于 120 次/分,有明显的“三凹征”,两肺哮鸣音响亮。

(3)常有“肺性奇脉”。

(4)常规应用 $\beta_2$受体激动剂和茶碱等支气管舒张剂后喘息症状不缓解,PEF 小于预计值的 50%。

(5)吸入空气时动脉血气分析结果:$PaO_2$<8 kPa(60 mmHg),$PaCO_2$>6 kPa(45 mmHg),$SaO_2$<90%。

## 四、重症哮喘治疗

### (一)氧疗

一般给予鼻导管吸氧,如果严重缺氧,而 $PaO_2$<4.67 kPa(35 mmHg)则应面罩或鼻罩给氧,使 $PaO_2$>8 kPa(60 mmHg)。如果仍不能改善严重缺氧可用压力支持机械通气。适应证:全身情况进行性恶化,神志改变,意识模糊,$PaO_2$<8 kPa(60 mmHg)或 $PaO_2$>6.67 kPa (50 mmHg)。

### (二)$\beta_2$受体激动剂

速效 $\beta_2$受体激动剂是危重哮喘患者的基本治疗药物。其通过激活气道平滑肌中肌浆球蛋白的肌苷酸环化酶使细胞 cAMP 增加,蛋白激酶 A 活化,从而使肌浆球蛋白磷酸化,降低细胞内 $Ca^{2+}$ 浓度,达到松弛气道平滑肌的作用,药物的效应反应曲线和作用时间与药物剂量和给药频度密切相关。首选吸入治疗,使用射流式雾化装置,危重症哮喘患者都应使用氧气作为驱动气流进行雾化治疗,以保证雾化治疗时的氧供,氧气流速 6～8 L/min。第 1 h 可每 20 min 吸入 1 次,以后根据病情每 1～4 h 可重复吸入。药物剂量:每次沙丁胺醇 2.5～5 mg 或特布他林溶液 5～10 mg,加生理盐水 2 mL。部分患者可能需要进行连续雾化治疗,直至达到明显的临床疗效,或出现严重药物不良反应。如无雾化装置可使用定量气雾剂(MDI)经储雾罐吸入速效

$\beta_2$受体激动剂，每次单剂喷药，间隔 1 min，连用 2～5 喷，用药间隔与雾化器吸入方法相同。

部分危重症或无法使用吸入治疗者，可能需要静脉用药。药物剂量：沙丁胺醇 15 mg/kg 缓慢静脉注射 10 min 以上；病情严重需静脉维持滴注时，剂量为 1～2 mg/(kg・min)，最大不超过 5 mg/(kg・min)。静脉应用 $\beta_2$受体激动剂时容易出现心律失常和低钾血症等严重不良反应，使用时要严格掌握指证及剂量，并作必要的心电图、血气及电解质等监护。

没条件使用吸入型 $\beta_2$受体激动剂，或对吸入速效 $\beta_2$受体激动剂治疗效果不佳时，可考虑应用肾上腺素或异丙肾上腺素静脉滴注，盐酸肾上腺素 1 mg 加入 500～1 000 mL 葡萄糖液内静脉滴注，每日 1～2 次。异丙肾上腺素 1～2 mg 加入 500 mL 溶液，液体静滴，滴速 15～30 滴/分，密切观察心率、心律与血压，严重缺氧、心律失常及器质性心脏病、甲亢患者忌用。以上两种药不宜同时应用，忌与碱性药物配伍。

（三）糖皮质激素

全身应用糖皮质激素作为危重哮喘治疗的一线药物，有利于临床症状的迅速缓解，防止疾病的复发和降低哮喘死亡率，绝大多数危重哮喘都需应用。其能有效抑制气道炎症反应、减低气道高反应性、增强黏液纤毛清除功能，并能提高支气管 $\beta_2$受体对相应激动剂的敏感性。由于全身应用糖皮质激素后数小时才能显现明显的临床疗效，因此应尽早使用。

药物剂量：琥珀酸氢化可的松 4～8 mg/kg 或甲基泼尼松龙 0.5～2 mg/kg，静脉注射，每 4～6 h 1 次，病情缓解后可改用口服泼尼松 1～2 mg/(kg・d)（每天最大量 60 mg），如连续用药超过 7 天，应逐渐减量。地塞米松为长效糖皮质激素，对内源性皮质醇分泌的抑制作用较强，而且药物进入体内需经肝脏代谢成活性产物才能产生临床效应，起效时间慢，不宜作为危重哮喘的首选药物。

危重哮喘时大剂量吸入糖皮质激素可能有一定帮助，研究显示吸入大剂量糖皮质激素可增强吸入 $\beta_2$受体激动剂的支气管舒张作用，并能明显降低痰液中的嗜酸性细胞和气道高反应性，选用高氧驱动雾化，每次吸入普米克令舒 0.5～1 mg，2～3 次/日。但病情严重时不能以吸入治疗替代全身糖皮质激素治疗，以免延误病情。原先有溃疡病、高血压、肺结核、糖尿病患者的激素用量不可过大；有下列情况之一者，所需激素用量较大：①以前较长时间应用激素或正在应用激素者。②同时接受利福平、苯巴比妥或苯妥英钠等药物治疗者。

（四）氨茶碱

静脉滴注氨茶碱除支气管舒张作用外，氨茶碱同时具有强心、利尿、扩张冠状动脉和兴奋呼吸中枢的作用，且其对呼吸肌（膈肌）的增强作用和抗炎效能均有利于哮喘症状的缓解。

药物剂量：负荷量 4～6 mg/kg（最大为 250 mg），静脉滴注 20～30 min，继之持续滴注维持剂量 0.5～0.8 mg/(kg・h)，如已用口服氨茶碱者，直接使用维持剂量持续滴注。亦可采用间隙给药方法，每 6 h 缓慢静脉滴注 4～6 mg/kg。由于氨茶碱"治疗窗"较窄，治疗时应注意不良反应的发生，有条件应做血药浓度监测。

注意事项：①老人、幼儿，心、肝、肾功能障碍及甲亢患者慎用。②西咪替丁、大环内酯类和氟喹诺酮类药物等对其清除率的影响。③茶碱与糖皮质激素合用有协同作用，但茶碱与 $\beta_2$受体激动剂联用可能增加心律失常和对心肌的损害。

(五)抗胆碱类药物

抗胆碱类药物,如阿托品和它的衍生物,有一定的止喘作用。自古以来便以洋金花治喘。但由于此类药的扩张支气管作用不及拟肾上腺类药物,而阿托品等抗胆碱药又可减少腺体分泌,使痰液黏稠不易咳出,所以它们未被广泛地应用于治疗哮喘病。异丙托溴铵(Sch 1000)是一种新的抗胆碱制剂。对初始 $\beta_2$受体激动剂治疗反应不佳的重症者应尽早使用,但不应作为单一药物应用于危重哮喘的治疗。药物剂量:异丙托溴铵 250～500 mg,加入 $\beta_2$受体激动剂溶液作雾化吸入,治疗间隔时间同 $\beta_2$受体激动剂。

(六)镁剂

硫酸镁是一种安全的危重哮喘治疗药物,主要作用机制是通过抑制细胞对钙离子的摄取而使支气管平滑肌松弛,有助于危重哮喘时症状的缓解。药物剂量:25～40 mg/(kg·d),最大 2 g/d,分 1～2 次,加入 10%葡萄糖溶液 20 mL。缓慢静脉滴注(20 min 以上),酌情使用 1～3 天。不良反应包括一过性面色潮红、恶心、低血压、呼吸抑制等,通常在药物输注时发生。如过量可静注 10%葡萄糖酸钙拮抗。

(七)补液

根据失水及心脏情况,静脉给予等渗液体,每日用量 2 500～3 000 mL,纠正失水,使痰液稀薄。

(八)抗生素

患者多伴有呼吸道感染,应选用抗生素。

## 第二节　重症肺炎

重症肺炎又称中毒性肺炎或暴发性肺炎,是由各种病原体所致肺实质性炎症,造成严重菌血症或毒血症进而引起血压下降、休克、神志模糊、烦躁不安、谵妄和昏迷。美国胸科学会(ATS)1993 年提出重症肺炎的界定是:①呼吸频率>30 次/分。②$PaO_2$<60 mmHg,$PaO_2/FiO_2$<300,需行机械通气治疗。③血压<90/60 mmHg。④胸部 X 线片显示双侧或多肺叶受累,或入院 48 h 内病变扩大≥50%。⑤尿量<20 mL/h,或急性肾衰竭需要透析治疗。通常所谓休克型肺炎或中毒型肺炎应当说仅是重症肺炎中的一种类型。

### 一、病因与发病机制

(一)病因

重症肺炎最常见的致病菌为肺炎双球菌,其次为化脓性链球菌、金黄色葡萄球菌、绿脓杆菌、流感嗜血杆菌、厌氧菌等,还有少见的病毒,如流感病毒、鼻病毒等,这些病原体所分泌的内毒素造成血管舒缩功能障碍及神经反射调节异常,导致周围循环衰竭、血压下降、休克、细胞损伤和重要脏器功能损害等。

(二)发病机制

当机体免疫功能低下时,侵入肺实质的病原菌及其毒素可引起以下情况。

(1)激活机体某些反应系统,包括交感-肾上腺髓质系统,补体系统,激肽系统,凝血与纤溶系统等,产生各种生物活性物质,作用于血管舒缩中枢。

(2)机体的神经-内分泌系统的强烈反应,导致内源性鸦片释放。

(3)中毒性心肌炎影响心排出量。

(4)通过垂体-肾上腺皮质系统,引起肾上腺皮质功能不全。以上因素均可使有效循环血量下降,引起微循环功能障碍,造成细胞损伤和重要脏器功能损害。

## 二、诊断要点

(一)呼吸系统表现

起病急骤,进展快,早期主要为寒战高热,体温在 39～40℃,呈稽留热,伴咳嗽、咳痰、咯血、胸痛、呼吸困难,常有发绀,肺部语颤增强,叩诊浊音,可闻及支气管呼吸音及湿啰音。

(二)休克表现

一般在发病 24～72 h 内,也有在 24 h 内突然出现血压下降,血压低于 80/50 mmHg 或测不出,伴有四肢厥冷、面色苍白、出汗、口唇发绀、神志模糊、烦躁不安、嗜睡、昏迷、尿少或无尿。

(三)其他临床表现

可有心率增快、心律失常、奔马律等心肌损害表现;亦有恶心、呕吐、腹痛、腹泻,严重者出现水和电解质紊乱。老年患者体温可以轻度升高或低于正常。

(四)血常规

血白细胞高达$(10\sim20)\times10^9$/L,中性粒细胞占 80%以上,有核左移,并且出现中毒颗粒和核变性,甚至可有类白血病反应。

(五)X 线表现

早期表现为肺纹理增多,或一个肺段局限性的淡薄、较均匀阴影,以后迅速发展为肺段、肺叶炎症。不同类型的肺炎有不同的 X 线表现,应注意加以区别。

(六)痰液检查

使用抗生素前应当争取作痰培养,一般连送 3 次。留痰时应注意晨起漱口、刷牙、用力咳嗽,使深部支气管的分泌物能够咳出,以保证痰的质量。咳出的痰应立即送验,不应超过 2 h。

(七)动脉血气分析

由于肺部广泛炎症引起通气/血流比例失调,血气分析主要表现为动脉低氧血症和代谢性酸中毒,过度通气的患者可以出现呼吸性碱中毒,肺部病变进展迅速,造成通气量下降者也可出现呼吸性酸中毒。

## 三、病情判断

在临床上凡出现以下表现,提示病情危重。

(1)全身中毒症状重,表现持续高热,呈稽留热,体温在 39～40℃,起病急,寒战高热、胸痛、呼吸困难、发绀。

(2)在 24 h 之内，出现休克表现。

(3)合并有心肌损害的表现，心率增快、心律失常、奔马律等。

(4)血白细胞增高，有类白血病症状。

(5)血气分析示有呼吸性酸中毒和代谢性酸中毒。

## 四、治疗

(一)一般支持疗法

卧床休息，注意保暖，发热者可用冰袋敷前额或物理降温，有气急发绀等缺氧者应给予吸氧，咳嗽剧烈者可用镇咳祛痰药。

(二)抗感染治疗

尽早控制感染可预防休克的发生，在未查清病原体前，要根据临床表现判断最可能的病原，选择 2～3 种抗生素联合应用，然后根据痰培养和药敏结果选用敏感抗生素有针对性治疗。控制感染的原则是早期、足量和联合应用抗生素，尽可能静脉用药。若为肺炎链球菌，要选用大剂量青霉素，1 200 万～2 400 万 U/d 静脉滴注。应用 1 周左右病变多有明显吸收，病情严重者可适当延长用药时间或用氨基糖苷类、氟喹诺酮类抗生素。金黄色葡萄球菌对普通青霉素高度耐药，可选用苯唑西林，2.0～4.0 g，每 4～6 h 1 次，静脉滴注，或用头孢唑林 4.0～6.0 g/d 静脉滴注，也可加用红霉素、利福平等。如为革兰阴性杆菌或混合感染可选用下列抗生素：①三代头孢菌素如头孢噻肟、头孢曲松、头孢哌酮等。②新型青霉素类如氨苄西林-舒巴坦、泰门汀等。③氟喹诺酮类如环丙沙星、氧氟沙星等。④也可以选用广谱抗生素泰能，目前该药抗菌谱最广。⑤耐甲氧西林金黄色葡萄球菌(methicillin resistant staphylococcus aureus，MRSA)感染首选万古霉素，2.0 g/d，分 2 次静脉滴注，使用中注意其肾毒性。

(三)抗休克

1.补充血容量

休克性肺炎主要是有效血容量不足，故必须迅速扩容纠正是治疗关键。一般选用低分子量右旋糖酐、平衡盐液、葡萄糖生理盐水；低蛋白血症者可选用血浆、白蛋白和全血。有酸中毒可加用 5%碳酸氢钠。原则上先用低分子量右旋糖酐或平衡盐液，以迅速恢复组织灌注，在特殊情况下可输入血浆或白蛋白。输入速度应先快后慢，输液量应先多后少，力争在数小时内使微循环改善，休克状态逆转。下列证据可反映血容量已补足：口唇血润，肢端温暖，收缩压＞11.97 kPa(90 mmHg)；脉压＞3.9 kPa(30 mmHg)，脉率＜100 次/分，尿量＞30 mL/h，血红蛋白和血细胞比容恢复至基础水平。年老体弱、心、肾功能不全者要酌减输液量。

2.血管活性物质的应用

(1)休克的早期或血容量一时未能补足时，输液中可加入适量间羟胺、去甲肾上腺素维持收缩压在 12～13.33 kPa(90～100 mmHg)，去甲肾上腺素的剂量为 0.5～1 mg%，滴速为 20 滴/分，常与酚妥拉明(酚妥拉明)合用，间羟胺作用缓和持久，对肾血管收缩作用较轻，剂量为 5～20 mg%，滴速为 20～40 滴/分。

(2)感染性休克的病理基础是小血管痉挛，而血管扩药剂则在补充血容量的情况下进行。常用的血管扩张药有以下几种。

1)α受体阻滞药:酚妥拉明,用量5～10 mg,加入5%葡萄糖中缓慢静滴。

2)β受体激动剂:多巴胺系体内合成去甲肾上腺素的前体,一般用量2～15 μg/(kg·min),若滴速超过20 μg(kg·min)仍不能维持适当血压,可改用血管收缩药或其他药物合用。

3)胆碱能药物:常用的药物有山莨菪碱(654-2),一般用量0.5 mg/kg静脉注射,必要时可重复,青光眼及排尿困难者禁用。

4)特异性阿片受体拮抗药:纳洛酮是通过阻滞休克时从垂体大量释放β-内啡肽类物质的扩血管效应,改善低血压。一般使用0.4～0.8 mg静脉注射,必要时2～4 h重复1次,继以1.2 mg置于500 mL液体中静滴。

3.纠正水电解质和酸碱紊乱

经过上述抗休克处理后血压仍未回升时,要注意酸血症的存在,可用5%碳酸氢钠、氨丁三醇(三羟甲基氨基甲烷,THAM)、11.2%乳酸钠,肝功能障碍和高乳酸血者不宜用11.2%乳酸钠。

4.及早应用肾上腺皮质激素

休克性肺炎患者如无消化道出血等并发症,在有效抗感染基础上主张早期、大量短时间应用。常用甲泼尼龙(甲泼尼龙)200～300 mg,地塞米松每次10～30 mg,必要时4～6 h重复1次。

5.并发症的治疗

及时发现,积极处理并发症,如中毒性心肌炎、肺水肿、肾衰、呼吸衰竭、脓胸。

(四)纠正酸碱平衡紊乱

酸中毒首选5%碳酸氢钠静脉滴注,一般轻度酸中毒静脉滴注250 mL,中度至重度者500～900 mL。亦可根据血气结果灵活应用。

(五)应用血管活性药物

经过补充血容量、吸氧、纠正酸中毒等综合治疗后,如血压仍未回升,症状未见好转者可用血管活性药物。一般认为,若患者有皮肤湿冷、四肢温暖、冷汗少、尿量少等症状时以血管舒张为主,可选用收缩血管药物。可以使用间羟胺10～40 mg加5%葡萄糖(GS)250 mL,静脉滴注。也可加入多巴胺40～80 mg以改善血液量的重新分布。如患者全身发冷、面色苍白、少尿或无尿等以血管痉挛占优势时,可首选α受体阻滞剂酚要拉明5～10 mg加5% GS 250 mL,静脉滴注。

近年来,国内外用纳洛酮治疗休克取得一定效果,该药为吗啡拮抗剂,可以阻滞β内啡肽等物质产生降压作用,还有稳定溶酶体、保护心肌等作用,在休克状态下一般使用0.4～0.8 mg静脉注射,也可置于500 mL液体中静脉滴注。

(六)抗胆碱能药物

常用的有山莨菪碱,一般用量为10～20 mg静脉注射,每0.5～1 h静推一次,病情好转后逐渐延长给药时间。

(七)糖皮质激素的应用

在有效抗感染的基础上可以短期使用,可用琥珀酸氢化可的松或地塞米松,一般用1～3天,情况好转后迅速撤停。

（八）机械通气重症

肺炎患者不同器官功能损害机制各不相同，治疗各异，但核心问题是呼吸功能的支持。通过呼吸支持，有效纠正缺氧和酸中毒，是预防和治疗心、肾功能损害的基础。重症肺炎需要机械通气支持者从58%～88%不等，机械通气的衔接有面罩和人工气道（气管插管与切开），衔接方式的选择重点应参考患者神志状态、呼吸道分泌物多少及呼吸肌劳累程度等，神志欠清、不能自主排痰和呼吸肌疲劳的患者应采用气管插管。

## 第三节　肺性脑病

肺性脑病是以中枢神经系统障碍为主要表现的一种临床综合征。常见于慢性呼吸系统疾病伴有较严重肺功能损害的基础上，发生呼吸衰竭而引起机体严重$CO_2$潴留和缺氧所致。

### 一、病因

（一）胸疾病

外伤、手术创伤、畸形或胸膜粘连增厚、大量胸腔积液、气胸等，可影响胸廓活动和肺扩张，导致肺通气减少和（或）吸入气体分布不均，减损通气及换气功能。

（二）支气管及肺部疾病

慢性支气管炎、慢性阻塞性肺气肿、支气管哮喘、上呼吸道肿瘤、异物，可增加通气阻力和呼吸肌负担。最终发展至呼吸衰竭，而产生缺氧和$CO_2$潴留，重者可发展至肺性脑病。

（三）肺血管疾病

肺血管炎及复发性血栓栓塞。

### 二、临床表现

患者除有原发疾病症状、体征和呼吸衰竭表现外，并出现一系列神经精神症状。突出表现如智力减退、嗜睡、失眠、恍惚、多言乱语、定向失调、烦躁、谵妄、狂躁、手扑翼样震颤、肌颤、四肢搐搦、癫痫样发作、昏睡、昏迷等症状。其症状的严重程度，通常与$CO_2$潴留浓度呈正相关。

### 三、实验室检查

（1）缺氧：在不吸氧的情况下，患者多有不同程度严重缺氧，$PaO_2$下降。

（2）急性呼吸性酸中毒：呈$PaCO_2$增加、$HCO_3^-$因回收时间短，只轻度增加3～4 mmol/L。$HCO_3^-$与$PaCO_2$比值小于0.6、血PH下降，$HCO_3^-$、$CO_2$总量（$TCO_2$）、$CO_2$结合力大致接近正常参考值，细胞内$K^+$外移，血$K^+$增加，血$K^+$与pH改变关系为：pH下降0.1血清$K^+$增加0.4～1.2 mmoL/L。

（3）慢性呼吸性酸中毒：呈$PaCO_2$增高，因肾脏有足够时间回收$HCO_3^-$，$HCO_3^-$与$PaCO_2$比值小于或等于 0.6，故 pH 常可在正常范围内代偿，$HCO_3^-$、$TCO_2$、$CO_2$结合力呈代偿性增高，血 $K^+$ 值因 pH 接近正常而呈正常或下降，又因 $HCO_3^-$ 回收增加，血 CL 呈下降。

（4）呼吸性酸中毒合并代谢性碱中毒：呈 $PaCO_2$ 增高，$HCO_3^-$ 明显增高，其值超过呼吸性酸中毒代偿范围值之上，BE 大于 15 mmol/L，标准碳酸氢盐（SB）、$CO_2$结合力明显增加，血 $K^+$、血 CF 下降、血 $Na^+$ 不变，因碱中毒，血 $Ca^{2+}$ 下降。

（5）呼吸性酸中毒合并代谢性酸中毒：呈 $PaCO_2$，增加，代谢性酸性物质潴留机体内，pH 呈显著下降，而 $HCO_3^-$、SB、$CO_2$结合力呈下降或正常，血 $K^+$ 因酸中毒而增加，血 $Cl^-$ 正常或增加，BE 正常或负值。

## 四、鉴别诊断

肺源性心脏病表现的神经精神症状，病因除为肺性脑病外，尚有 10%～37%的病例可因其他病因引起，如脑血管意外、严重电解质紊乱（低氯血症、低钠血症、低钾血症、低镁血症）、碱中毒、尿毒症、肝昏迷、感染中毒性脑病、弥散性血管内凝血（DIC）、药物等因素，临床需注意鉴别。

## 五、治疗

### （一）对慢性肺胸疾病应着重病因的治疗

（1）控制支气管-肺部感染：针对引起感染的致病菌选择药物。临床常用 β 内酰胺类、氨基糖苷类及喹诺酮类。选用高效广谱的抗生素或联合用药为宜。

（2）积极治疗自发性气胸：对于慢性阻塞性肺疾病患者，即使气胸量少于 20%，也足以导致病情的明显加重。通常这类患者交通型或张力型气胸发病率较高，故一般需要胸腔置管引流，甚至负压吸引。

（3）防止不适当给氧：主张控制性氧疗，即 24 h 持续低流量吸氧，鼻导管流量 1～2 L/min。

（4）禁止使用镇静剂及安眠药。

### （二）抗呼吸衰竭的治疗

（1）保持呼吸道通畅，帮助排痰避免误吸。

（2）氧疗：以 24 h 持续低流量吸氧为原则。

（3）糖皮质激素：可给琥珀酸氢化可的松 200 mg 加入生理盐水 100 mL，静脉滴注，每日1～2 次或地塞米松 10～20 mg，静脉滴注，每日 1～2 次。

（4）改善通气：①呼吸兴奋剂：先以尼可刹米 12 mg/kg，静脉注射，再以尼可刹米 17～18 mg/(kg・h)静脉滴注维持，即尼可刹米 3.75 g 加入 5%葡萄糖液 500 mL，静脉滴注 2 mL/min。②机械通气：肺性脑病是机械通气的重要指征，机械通气是肺性脑病治疗中最积极有效的治疗措施。经保守治疗无效，$Pa(CO_2)$逐渐上升，昏迷加深，有呼吸停止可能者，可以考虑机械通气。

### （三）肺性脑病并发脑疝的治疗

在积极控制呼吸、心衰情况下，包括限制液体入量、脱水疗法、激素治疗等，必要时行开颅减压术。

# 第四章　呼吸系统感染性疾病

## 第一节　急性上呼吸道感染

急性上呼吸道感染是鼻腔、咽或喉部急性炎症的概称。患者不分年龄、性别、职业和地区，全年皆可发病，冬春季节多发，可通过含有病毒的飞沫或被污染的用具传播，多数为散发性，但常在气候突变时流行。由于病毒的类型较多，人体对各种病毒感染后产生的免疫力较弱且短暂，并且无交叉免疫，同时在健康人群中有病毒携带者，故一个人一年内可有多次发病。

急性上呼吸道感染 70%～80%由病毒引起。主要有流感病毒(甲、乙、丙型)、副流感病毒、呼吸道合胞病毒、腺病毒、鼻病毒、埃可病毒、柯萨奇病毒、麻疹病毒、风疹病毒等。细菌感染可直接或继病毒感染之后发生，以溶血性链球菌多见，其次为流感嗜血杆菌、肺炎链球菌和葡萄球菌等。偶见革兰阴性杆菌。其感染的主要表现为鼻炎、咽喉炎或扁桃体炎。当有受凉、淋雨、过度疲劳等诱发因素，使全身或呼吸道局部防御功能降低时，原已存在于上呼吸道或从外界侵入的病毒或细菌可迅速繁殖，引起本病，尤其是老幼体弱或有慢性呼吸道疾病，如鼻旁窦炎、扁桃体炎、慢性阻塞性肺疾病者更易罹患。

本病不仅具有较强的传染性，而且可引起严重并发症，应积极防治。

### 一、诊断标准

根据病史、流行情况、鼻咽部发生的症状和体征，结合周围血常规和胸部 X 线检查可做出临床诊断。进行细菌培养和病毒分离，或病毒血清学检查、免疫荧光法、酶联免疫吸附法、血凝抑制试验等，可能确定病因诊断。

(一)临床表现

根据病因不同，临床表现可有不同的类型。

1.普通感冒

普通感冒俗称“伤风”，又称急性鼻炎或上呼吸道卡他，以鼻咽部卡他症状为主要表现。成人多为鼻病毒引起，其次为副流感病毒、呼吸道合胞病毒、埃可病毒、柯萨奇病毒等。起病较急，初期有咽干、咽痒或烧灼感，发病同时或数小时后，可有喷嚏、鼻塞、流清水样鼻涕，2～3 天后变稠。可伴咽痛，有时由于耳咽管炎使听力减退，也可出现流泪、味觉迟钝、呼吸不畅、声嘶、轻微咳嗽等。一般无发热及全身症状，或仅有低热、不适、轻度畏寒和头痛。检查可见鼻腔黏膜充血、水肿、有分泌物，咽部轻度充血。如无并发症，一般 5～7 天后痊愈。

2.流行性感冒

流行性感冒简称“流感”，是由流行性感冒病毒引起。潜伏期 1～2 天，最短数小时，最长 3 天。起病多急骤，症状变化很多，主要以全身中毒症状为主，呼吸道症状轻微或不明显。临床表现和轻重程度差异颇大。

(1)单纯型：最为常见，先有畏寒或寒战、发热，继之全身不适，腰背发酸、四肢疼痛，头昏、头痛。部分患者可出现食欲不振、恶心、便秘等消化道症状。发热可高达 39～40℃，一般持续 2～3 天。大部分患者有轻重不同的喷嚏、鼻塞、流涕、咽痛、干咳或伴有少量黏液痰，有时有胸骨后烧灼感、紧压感或疼痛。年老体弱的患者，症状消失后体力恢复慢，常感软弱无力、多汗，咳嗽可持续 1～2 周或更长。体格检查：患者可呈重病容，衰弱无力，面部潮红，皮肤上偶有类似麻疹、猩红热、荨麻疹样皮疹，软腭上有时有点状红斑，鼻咽部充血水肿。本型中轻者，全身和呼吸道症状均不显著，病程仅 1～2 天，颇似一般感冒，单从临床表现颇难确诊。

(2)肺炎型：本型常发生在两岁以下的小儿，或原有慢性基础疾病，如二尖瓣狭窄、肺源性心脏病、免疫力低下及孕妇、年老体弱者。其特点是在发病后 24 h 内可出现高热、烦躁、呼吸困难、咯血痰和明显发绀。全肺可有呼吸音减低、湿啰鸣音，但无肺实变体征。X 线检查可见双肺广泛小结节性浸润，近肺门较多，肺周围较少。上述症状可进行性加重，抗生素无效。病程 1 周至 1 个月余，大部分患者可逐渐恢复，也可因呼吸循环衰竭在 5～10 天内死亡。

(3)中毒型：较少见。肺部体征不明显，具有全身血管系统和神经系统损害，有时可有脑炎或脑膜炎表现。临床表现为高热不退、神志昏迷，成人常有谵妄，儿童可发生抽搐。少数患者由于血管神经系统紊乱或肾上腺出血，导致血压下降或休克。

(4)胃肠型：主要表现为恶心、呕吐和严重腹泻，病程 2～3 天恢复迅速。

3.以咽炎为主要表现的感染

(1)病毒性咽炎和喉炎：由鼻病毒、腺病毒、流感病毒、副流感病毒及肠病毒、呼吸道合胞病毒等引起。临床特征为咽部发痒和灼热感，疼痛不持久，也不突出。当有吞咽疼痛时，常提示有链球菌感染，咳嗽少见。急性喉炎多为流感病毒、副流感病毒及腺病毒等引起，临床特征为声嘶、讲话困难、咳嗽时疼痛，常有发热、咽炎或咳嗽。体检可见喉部水肿、充血，局部淋巴结轻度肿大和触痛，可闻及喘鸣音。

(2)疱疹性咽峡炎：常由柯萨奇病毒 A 引起，表现为明显咽痛、发热，病程约为 1 周。检查可见咽充血，软腭、悬雍垂、咽及扁桃体表面有灰白色疱疹及浅表溃疡，周围有红晕。多于夏季发病，多见于儿童，偶见于成人。

(3)咽结膜热：主要由腺病毒、柯萨奇病毒等引起。临床表现有发热、咽痛、畏光、流泪、咽及结膜明显充血。病程 4～6 天，常发生于夏季，游泳中传播。儿童多见。

(4)细菌性咽-扁桃体炎：多由溶血性链球菌引起，次为流感嗜血杆菌、肺炎链球菌、葡萄球菌等引起。起病急，有明显咽痛、畏寒、发热，体温可达 39℃以上。检查可见咽部明显充血，扁桃体肿大、充血，表面有黄色点状渗出物，颌下淋巴结肿大、压痛，肺部无异常体征。

(二)实验室检查

(1)血常规：病毒性感染，白细胞计数多为正常或偏低，淋巴细胞比例升高。细菌感染者白细胞计数和中性粒细胞增多以及核左移。

(2)病毒和病毒抗原的测定：视需要可用免疫荧光法、酶联免疫吸附法、血清学诊断和病毒分离鉴定，以判断病毒的类型，区别病毒和细菌感染。细菌培养可判断细菌类型和进行药物敏感试验。

(3)血清 PCT 测定：有条件的单位可检测血清 PCT，有助于鉴别病毒性和细菌性感染。

## 二、治疗原则

上呼吸道病毒感染目前尚无特殊抗病毒药物，通常以对症处理、休息、忌烟、多饮水、保持室内空气流通、防治继发细菌感染为主。

### (一)对症治疗

可选用含有解热镇痛、减少鼻咽充血和分泌物、镇咳的抗感冒复合剂或中成药，如对乙酰氨基酚、双酚伪麻片、美扑伪麻片、银翘解毒片等。儿童忌用阿司匹林或含阿司匹林药物及其他水杨酸制剂，因为此类药物与流感的肝脏和神经系统并发症(Reye 综合征)相关，偶可致死。

### (二)支持治疗

休息、多饮水、注意营养，饮食要易于消化，特别在儿童和老年患者更应重视。密切观察和监测并发症，抗生素仅在明确或有充分证据提示继发细菌感染时有应用指征。

### (三)抗流感病毒药物治疗

现有抗流感病毒药物有两类，即离子通道 $M_2$ 阻滞剂和神经氨酸酶抑制剂。其中 $M_2$ 阻滞剂只对甲型流感病毒有效，治疗患者中约有 30% 可分离到耐药毒株，而神经氨酸酶抑制剂对甲、乙型流感病毒均有很好作用，耐药发生率低。

1.离子通道 $M_2$ 阻滞剂

金刚烷胺和金刚乙胺。

(1)用法和剂量：见表 4-1。

**表 4-1　金刚烷胺和金刚乙胺用法和剂量**

| 药　名 | 年　龄(岁) | | | |
|---|---|---|---|---|
| | 1～9 | 10～12 | 13～16 | ≥65 |
| 金刚烷胺 | 5 mg/(kg·d)(最高 150 mg/d)，分 2 次 | 100 mg，每天 2 次 | 100 mg，每天 2 次 | ≤100 mg/d |
| 金刚乙胺 | 不推荐使用 | 不推荐使用 | 100 mg，每天 2 次 | 100 mg 或 200 mg/d |

(2)不良反应：金刚烷胺和金刚乙胺可引起中枢神经系统和胃肠不良反应。中枢神经系统不良反应有神经质、焦虑、注意力不集中和轻微头痛等，其中金刚烷胺较金刚乙胺的发生率高。胃肠道反应主要表现为恶心和呕吐，这些不良反应一般较轻，停药后大多可迅速消失。

(3)肾功能不全患者的剂量调整：金刚烷胺的剂量在肌酐清除率、≤50 mL/min 时酌情减少，并密切观察其不良反应，必要时可停药，血透对金刚烷胺清除的影响不大。肌酐清除率<10 mL/min 时，金刚乙胺推荐减为 100 mg/d。

2.神经氨酸酶抑制剂

目前有 2 个品种，即奥司他韦和扎那米韦。我国目前只有奥司他韦被批准临床使用。

(1)用法和剂量：奥司他韦：成人 75 mg，每天 2 次，连服 5 天，应在症状出现 2 天内开始用药。1 岁以内儿童不推荐使用。扎那米韦：6 岁以上儿童及成人剂量均为每次吸入 10 mg，每天 2 次，连用 5 天，应在症状出现 2 天内开始用药。6 岁以下儿童不推荐使用。

(2)不良反应：奥司他韦不良反应少，一般为恶心、呕吐等消化道症状，也有腹痛、头痛、头晕、失眠、咳嗽、乏力等不良反应的报道。扎那米韦吸入后最常见的不良反应有头痛、恶心、咽部不适、眩晕、鼻出血等。个别哮喘和慢性阻塞性肺疾病(COPD)患者使用后可出现支气管痉挛和肺功能恶化。

(3)肾功能不全的患者无须调整扎那米韦的吸入剂量。对肌酐清除率＜30 mL/min 的患者，奥司他韦减量至 75 mg，每天 1 次。

(四)抗生素治疗

通常不需要抗生素治疗。如有细菌感染，可根据病原菌选用敏感的抗生素。经验用药，常选青霉素、第一代和第二代头孢菌素、大环内酯类或氟喹诺酮类。

## 第二节　流行性感冒

### 一、概述

流行性感冒(简称流感)是由流行性感冒病毒引起的急性呼吸道传染病，是人类面临的主要公共健康问题之一。1918 年，20 世纪第一次世界流感大流行死亡人数达 2 000 万，比第一次世界大战死亡人数还多，以后陆续在 1957 年($H_2N_2$)、1968 年($H_1N_1$)、1977 年($H_1N_1$)均有大流行。而近年来禽流感病毒 $H_5N_1$ 连续在亚洲多个国家造成人类感染，对公共卫生造成严重威胁，同时也一再提醒我们，一次新的流感大流行随时可能发生。

### 二、病原学与致病性

流感病毒呈多形性，其中球形直径为 80～120 nm，有囊膜。流感病毒属正黏病毒科，流感病毒属，基因组为分节段、单股、负链 RNA。根据病毒颗粒核蛋白(NP)和基质蛋白($M_2$)抗原及其基因特性的不同，流感病毒分为甲、乙、丙三型。

甲型流感病毒基因组由 8 个节段的单链 RNA 组成，负责编码病毒所有结构蛋白和非结构蛋白。甲型流感病毒囊膜上有三种突起；H、N 和 $M_2$蛋白，血凝素(H)和神经氨酸酶(N)为两种穿膜糖蛋白，它们突出于脂质包膜表面，分别与病毒吸附于敏感细胞和从受染细胞释放有关。第三种穿膜蛋白是 $M_2$蛋白，这是一种离子通道蛋白，为病毒进入细胞后脱衣壳所必需。根据其表面 H 和 N 抗原的不同，甲型流感病毒又分成许多亚型。甲型流感病毒的血凝素共有 16 个亚型($H_{1\sim16}$)。神经氨酸酶则有 9 个亚型($N_{1\sim9}$)所有 16 个亚型的血凝素和 9 个亚型的神经氨酸酶都在禽类中检测出，但只有 $H_1$、$H_2$、$H_3$、$H_5$、$H_7$、$H_9$、$N_1$、$N_2$、$N_3$、$N_7$，可能还有 $N_8$亚型引起人类流感流行。

流感病毒表面抗原，特别是 H 抗原具有高度易变性，以此逃脱机体免疫系统对它的记忆、识别和清除。流感病毒抗原变异形式有两种：抗原性飘移和抗原性转变。抗原性飘移主要是由于编码 H 或 N 蛋白基因点突变导致 H 或 N 蛋白分子上抗原位点氨基酸的替换，并由于人群选择压力使得小变异逐步积累。抗原性转变只发生于甲型流感病毒，当 2 种不同的甲型流感病毒同时感染同一宿主细胞时，其基因组的各节段可能会重新分配或组合，导致新的血凝素和(或)神经氨酸酶的出现，或者是 H、N 之间新的组合，从而产生一种新的甲型流感的亚型。

流感病毒在进入宿主细胞之后，其血凝素蛋白需先经宿主细胞的蛋白酶消化，成为 2 个由二硫键相连的多肽，这一过程病毒的致病性密切相关。在人类呼吸道和禽类胃肠道中有一种胰酶样的蛋白酶能够酶切流感病毒的血凝素，因此流感病毒往往引起人类呼吸道感染和禽类胃肠道感染。宿主细胞表面对病毒血凝素的受体在人和禽类之间是不同的，因此通常多数禽流感病毒不感染人类，但是已经有越来越多的证据表明，某些禽流感病毒可越过种属界限而感染人类。当两种分别来源于人和禽的流感同时感染同一例患者时，或另一种可能的中间宿主猪(因为猪对禽流感和人流感都敏感，而且与禽类和人都可能有密切接触)，2 种病毒就有可能在复制自身的过程中发生基因成分的交换，产生新的“杂交”病毒。由于人类对其缺乏免疫力，因此患者往往病情严重，死亡率极高。

## 三、流行病学

流感传染源主要为流感患者和隐性感染者。人禽流感主要是患禽流感或携带禽流感病毒的鸡、鸭、鹅等家禽及其排泄物，特别是鸡传播。流感病毒主要是通过空气飞沫和直接接触传播。人禽流感是否还可通过消化道或伤口传播，至今尚缺乏证据。人对流感病毒普遍易感，新生儿对流感及其病毒的敏感性与成年人相同。青少年发病率高，儿童病情较重。流感流行具有一定的季节性。我国北方常发生于冬季，而南方多发生在冬夏两季，然而流感大流行可发生在任何季节。

根据发生特点不同流感发生可分为散发、暴发、流行和大流行。散发一般在非流行期间，病例在人群中呈散在零星分布，各病例在发病时间及地点上没有明显的联系。暴发是指一个集体或小地区在相当短时间内突然发生很多流感病例。流行是指在较大地区内流感发病率明显超出当地同期发病率水平，流感流行时发病率一般为 5%～20%。大流行的发生是由于新亚型毒株出现，由于人群普遍地缺乏免疫力，疾病传播迅速，流行范围超出国界和洲界，发病率可超过 50%。世界性流感大流行间隔 10 年左右，常有 2～3 个波；通常第一波持续时间短，发病率高，主要发生在城市和交通便利的地方；第二波持续时间长，发病率低，主要发生在农村及交通闭塞地区；有时还有第三波。

## 四、临床表现

流感的潜伏期一般为 1～3 天。起病多急骤，症状变化较多，主要以全身中毒症状为主，呼吸道症状轻微或不明显。季节性流感多发于青少年，临床表现和轻重程度差异颇大，病死率通常不高，一般恢复快，不留后遗症，死者多为年迈体衰、年幼体弱或合并有慢性疾病的患者。在亚洲国家发生的人感染 $H_5N_1$ 禽流感病毒有别于常见的季节性流感。感染后的临床症状往往比较严重，死亡率高达 50%，并且常常累及多种器官。流感根据临床表现可分为单纯型、肺炎型、中毒型、胃肠型。

（一）单纯型

此型最为常见，患者先有畏寒或寒战、发热，继之全身不适，腰背发酸、四肢疼痛，头昏、头痛。大部分患者有轻重不同的打喷嚏、鼻塞、流涕、咽痛、干咳或伴有少量黏液痰，有时有胸骨后烧灼感、紧压感或疼痛。发热可高达 39～40℃，一般持续 2～3 天渐降。部分患者可出现食欲不振、恶心、便秘等消化道症状。年老体弱的患者，症状消失后体力恢复慢，常感软弱无力、多汗，咳嗽可持续 1～2 周或更长。体格检查：患者可呈重病容，衰弱无力，面部潮红，皮肤上偶有类似麻疹、猩红热、荨麻疹样皮疹，软腭上有时有点状红斑，鼻咽部充血水肿。本型中较轻者病情似一般感冒，全身和呼吸道症状均不显著，病程仅 1～2 日，单从临床表现难以确诊。

（二）肺炎型

本型常发生在 2 岁以下的小儿，或原有慢性基础疾病，如二尖瓣狭窄、肺源性心脏病、免疫力低下以及孕妇、年老体弱者。其特点是：在发病后 24 h 内可出现高热、烦躁、呼吸困难、咳血痰和明显发绀。全肺可有呼吸音减低、湿啰音或哮鸣音，但无肺实变体征。胸部 X 线可见双肺广泛小结节性浸润，近肺门较多，肺周围较少。上述症状可进行性加重，抗生素无效。病程 1 周至 2 月余，大部分患者可逐渐恢复，也可因呼吸循环衰竭在 5～10 天内死亡。

（三）中毒型

此型较少见。肺部体征不明显，具有全身血管系统和神经系统损害，有时可有脑炎或脑膜炎表现。临床表现为高热不退，神志昏迷，成人常有谵妄，儿童可发生抽搐。少数患者由于血管神经系统紊乱或肾上腺出血，导致血压下降或休克。

（四）胃肠型

患者主要表现为恶心、呕吐和严重腹泻，病程 2～3 天，恢复迅速。

## 五、诊断

流感的诊断主要依据流行病学资料，并结合典型临床表现确定，但在流行初期，散发或轻型的病例诊断比较困难，确诊往往需要实验室检查。流感常用辅助检查。

（一）一般辅助检查

(1)外周血常规：白细胞总数不高或偏低，淋巴细胞相对增加，重症患者多有白细胞总数及淋巴细胞下降。

(2)胸部影像学检查：单纯型患者胸部 X 线检查可正常，但重症尤其肺炎型患者胸部 X 线检查可显示单侧或双侧肺炎，少数可伴有胸腔积液等。

（二）流感病毒病原学检测及分型

流感病毒病原学检测及分型对确诊流感及与其他疾病如严重急性呼吸综合征（SARS）等鉴别十分重要，常用病毒学检测方法主要有以下几种。

1.病毒培养分离

病毒培养分离是诊断流感非常常用和可靠的方法之一。目前分离流感病毒主要应用马达犬肾细胞(Madin-Darhy canine kidney,MDCK)为宿主系统。培养过程中观察细胞病变效应,并可应用血清学实验来进行鉴定和分型。传统的培养方法对于流感病毒的检测因需要时间较长(一般需要4～5天),不利于早期诊断和治疗。近年来新出现了一种快速流感病毒实验室培养技术——离心培养技术(shell vial culture,SVC),在流感病毒的快速培养分离上发挥了很大作用。离心培养法是在标本接种后进行长时间的低速离心,使标本中含病毒的颗粒在外力作用下被挤压吸附于培养细胞上,从而大大缩短了培养时间。

2.血清学诊断

血清学诊断主要是检测患者血清中的抗体水平,即用已知的流感病毒抗原来检测血清中的抗体,此法简便易行、结果可信。血清标本应包括急性期和恢复期双份血清。急性期血样应在发病后7天内采集,恢复期血样应在发病后2～4周采集。双份血清进行抗体测定,恢复期抗体滴度较急性期有4倍或以上升高,有助于确诊和回顾性诊断,单份血清一般不能用作诊断。

3.病毒抗原检测

对于病毒抗原的检测的方法主要有两类:直接荧光抗体检测(direct fluorescent antibody test,DFA)和快速酶(光)免法。DFA用抗流感病毒的单克隆抗体直接检测临床标本中的病毒抗原,应用亚型特异性的单抗能够快速和直接地检测标本中的病毒抗原,并且可以进一步进行病毒的分型,不仅可用于诊断,还可以用于流行病学的调查。

4.病毒核酸检测

以聚合酶链反应(polymerase chainreaction,PCR)技术为基础发展出了各种各样的病毒核酸检测方法,在流感病毒鉴定和分型方面发挥着越来越大的作用,不仅可以快速诊断流感,并且可以根据所分离病毒核酸序列的不同对病毒进行准确分型。常用的方法有核酸杂交、逆转录-聚合酶链反应、多重逆转录-聚合酶链反应、酶联免疫PCR、实时定量PCR、依赖性核酸序列扩增、荧光PCR等方法。以上述各种检测方法为基础,很多生物制品公司开发出多种试剂盒供临床快速检测应用。近年来,应用基因芯片对流感病毒进行检测和分型是研究的一大热点,基因芯片灵敏度极高,并且可以同时检测多种病毒,尤其适用于流感多亚型、易变异的特点。目前多种基因芯片技术已应用到流感病毒的检测和分型中。

## 六、鉴别诊断

主要与除流感病毒的多种病毒、细菌等病原体引起的流感样疾病(influenza like illness,ILI)相鉴别。确诊需依据实验室检查,如病原体分离、血清学检查和核酸检测。

(1)普通感冒:普通感冒可由多种呼吸道病毒感染引起。除注意收集流行病学资料以外,通常流感全身症状比普通感冒重,而普通感冒呼吸道局部症状更突出。

(2)严重急性呼吸综合征(SARS):SARS是由SARS冠状病毒引起的一种具有明显传染性,可累及多个脏器、系统的特殊肺炎,临床上以发热、乏力、头痛、肌肉关节疼痛等全身症状和干咳、胸闷、呼吸困难等呼吸道症状为主要表现。临床表现类似肺炎型流感。根据流行病学史,临床症状和体征,一般实验室检查,胸部X线检查变化,配合SARS病原学检测阳性,排除其他疾病，可做出 SARS 的诊断。

(3)肺炎支原体感染：发热、头痛、肌肉疼痛等全身症状较流感轻，呛咳症状较明显，或伴少量黏痰。胸部 X 线检查可见两肺纹理增粗，并发肺炎时可见肺部斑片状阴影等间质肺炎表现。痰及咽拭子标本分离肺炎支原体可确诊。血清学检查对诊断有一定帮助，核酸探针或 PCR 检查有助于早期快速诊断。

(4)衣原体感染：发热、头痛、肌肉疼痛等全身症状较流感轻，可引起鼻窦炎、咽喉炎、中耳炎、气管支气管炎和肺炎。实验室检查可帮助鉴别诊断，包括病原体分离、血清学检查和 PCR 检测。

(5)嗜肺军团菌感染：夏秋季发病较多，并常与空调系统及水源污染有关。起病较急，畏寒、发热、头痛等，全身症状较明显，呼吸道症状表现为咳嗽、黏痰、血痰、胸闷、气促，少数可发展为急性呼吸窘迫综合征；呼吸道以外的症状亦常见，如腹泻、精神症状及心功能和肾功能障碍，胸部 X 线检查示炎症浸润影。呼吸道分泌物、痰、血培养阳性可确定诊断，但检出率低。对呼吸道分泌物用直接荧光抗体法(DFA)检测抗原或用 PCR 检查核酸，对早期诊断有帮助。血清、尿间接免疫荧光抗体测定，亦具诊断意义。

## 七、治疗

隔离患者，流行期间对公共场所加强通风和空气消毒，避免传染他人。

合理应用对症治疗药物，可对症应用解热药、缓解鼻黏膜充血药物、止咳祛痰药物等。

尽早应用抗流感病毒药物治疗：抗流感病毒药物治疗只有早期(起病 1～2 天内)使用，才能取得最佳疗效。抗流感病毒化学治疗药物现有离子通道 $M_2$ 阻滞剂和神经氨酸酶抑制剂两类，前者包括金刚烷胺和金刚乙胺；后者包括奥司他韦和扎那米韦。

### (一)离子通道 $M_2$ 阻滞剂

金刚烷胺和金刚乙胺。对甲型流感病毒有活性，抑制其在细胞内的复制。在发病 24～48 h 内使用，可减轻发热和全身症状，减少病毒排出，防止病毒扩散。金刚烷胺在肌酐清除率 $\leqslant$ 50 mL/min 时酌情减少用量，并密切观察其不良反应，必要时停药。血透对金刚烷胺清除的影响不大。肌酐清除率 $<$ 10 mL/min 时金刚乙胺应减为 100 mg/d；对老年和肾功能减退患者应监测不良反应。不良反应主要有：中枢神经系统有神经质、焦虑、注意力不集中和轻微头痛等，其发生率金刚烷胺高于金刚乙胺；胃肠道反应主要表现为恶心和呕吐。这些不良反应一般较轻，停药后大多可迅速消失。

### (二)神经氨酸酶抑制剂

神经氨酸酶抑制剂对甲、乙两型流感病毒都是有效的，目前有 2 个品种，即奥司他韦和扎那米韦，我国临床目前只有奥司他韦。

(1)用法和剂量：奥司他韦为成人 75 mg，每天 2 次，连服 5 天，应在症状出现 2 天内开始用药。1 岁以内不推荐使用。扎那米韦为 6 岁以上儿童及成人剂量均为每次吸入 10 mg，每天 2 次，连用 5 天，应在症状出现 2 天内开始用药。6 岁以下儿童不推荐使用。

(2)不良反应：奥司他韦不良反应少，一般为恶心、呕吐等消化道症状，也有腹痛、头痛、头晕、失眠、咳嗽、乏力等不良反应的报道。扎那米韦吸入后最常见的不良反应有头痛、恶心、咽部不适、眩晕、鼻出血等。个别哮喘和慢性阻塞性肺疾病(COPD)患者使用后可出现支气管痉挛和肺功能恶化。

(3)肾功能不全的患者无须调整扎那米韦的吸入剂量。对肌酐清除率<30 mL/min 的患者,奥司他韦减量至 75 mg,每天 1 次。

(三)并发症治疗

肺炎型流感常见并且最重要的并发症为细菌的二重感染,尤其是细菌性肺炎,肺炎型流感尤其重症患者往往有严重呼吸窘迫、缺氧,严重者可发生急性呼吸窘迫综合征(ARDS),应给予患者氧疗,必要时行无创或有创机械通气治疗。对于中毒型或胃肠型流感患者,应注意纠正患者水电解质平衡,维持血流动力学稳定。

## 第三节　急性气管支气管炎

急性气管支气管炎是由生物、物理、化学刺激或过敏等因素引起的急性气管支气管黏膜炎症。常发生于寒冷季节或气候突变时,也可由急性上呼吸道感染迁延不愈所致。

### 一、病因

(一)微生物

病原体与上呼吸道感染类似。

(二)物理、化学因素

冷空气、粉尘、刺激性气体或烟雾。

(三)变态反应

常见的吸入致敏源包括花粉、有机粉尘、真菌孢子、动物毛皮排泄物;或对细菌蛋白质的过敏,钩虫、蛔虫的幼虫在肺内的移行均可引起气管支气管急性炎症反应。

### 二、诊断

(一)症状

咳嗽、咳痰,先为干咳或少量黏液性痰,随后转为黏液脓性,痰量增多,咳嗽加剧,偶有痰中带血。伴有支气管痉挛时可有气促、胸骨后发紧感。可有发热(38℃左右)与全身不适等症状,但有自限性,3~5 天后消退。

(二)体征

粗糙的干啰音,局限性或散在湿啰音,常于咳痰后发生变化。

(三)实验室检查

(1)血常规检查:一般白细胞计数正常,细菌性感染较重时白细胞总数升高或中性粒细胞增多。

(2)痰涂片或培养:可发现致病菌。

(3)胸部 X 线检查:大多正常或肺纹理增粗。

(四)鉴别诊断

(1)流行性感冒:流行性感冒可引起咳嗽,但全身症状重,发热、头痛和全身酸痛明显,血白细胞数量减少。根据流行病史、补体结合试验和病毒分离可鉴别。

(2)急性上呼吸道感染:鼻咽部症状明显,咳嗽轻微,一般无痰。肺部无异常体征。胸部X线检查正常。

(3)其他:如支气管肺炎、肺结核、肺癌、肺脓肿等可表现为类似的咳嗽、咳痰的多种疾病表现,应详细检查,以资鉴别。

## 三、治疗

(一)对症治疗

干咳无痰者可选用喷托维林,25 mg,每日3次,或右美沙芬,15～30 mg,每日3次,或可待因,15～30 mg,每日3次,或用含中枢性镇咳药的合剂,如联邦止咳露、止咳糖浆,10 mL,每日3次。其他中成药如咳特灵、克咳胶囊等均可选用,痰多不易咳出者可选用祛痰药,如溴己新(溴己新),16 mg,每日3次,或用盐酸氨溴索(沐舒坦),30 mg,每日3次,或桃金娘油提取物化痰,也可雾化帮助祛痰。有支气管痉挛或气道反应性高的患者可选用茶碱类药物,如氨茶碱,100 mg,每日3次,或长效茶碱舒氟美200 mg,每日2次,或雾化吸入异丙托品,或口服特布他林,1.25～2.5 mg,每日3次。头痛、发热时可加用解热镇痛药,如阿司匹林0.3～0.6 g,每6～8 h 1次。

(二)有细菌感染时选用合适的抗生素

痰培养阳性,按致病菌及药敏试验选用抗菌药。在未得到病原菌阳性结果之前,可选用大环内酯类如罗红霉素成人每日2次,每次150 mg,或β-内酰胺类如头孢拉定成人1～4 g/d,分4次服,头孢克洛成人2～4 g/d,分4次口服。

## 四、疗效标准与预后

症状体征消失,化验结果正常为痊愈。

# 第五章　支气管哮喘

## 第一节　支气管哮喘的病因

支气管哮喘的发病原因极为复杂，至今尚无满意的病因分类法，目前多主张将引起支气管哮喘的诸多因素分为致病因素和诱发因素两大类。致病因素是指支气管哮喘发生的基本因素，是该疾病的基础，无论在支气管哮喘的发生抑或发作中均起重要作用。诱发因素也可称为激发因素，是指患者在已有哮喘病的基础（即气道炎症和气道高反应性）上促使哮喘急性发作的因素，是每次哮喘发病的"扳机"。在哮喘的气道炎症学说提出以前，传统上把哮喘分为外源性（过敏性）和内源性（隐源性）哮喘。现在已经普遍感觉到这种分类法的明显不足和理论上的不合理性。其实哮喘的内因，更多指作为哮喘的易感者的患者本身的遗传素质、免疫状态、内分泌调节等因素，但同时也包含精神心理状态，而后者并不是哮喘易感者的决定因素，一般作为激发因素起作用。实际上这些因素对外源性或内源性哮喘患者来说都是存在的。周围环境的因素在哮喘的发病过程中既起致病作用，又起激发作用。

### 一、支气管哮喘的遗传因素

众所周知，支气管哮喘有非常明确的家族性，表明哮喘的发生与遗传有密切的关系，但它属于"多基因病"，环境因素也起重要的作用，因此遗传只决定患者的过敏体质，即是否容易对各种环境因素产生变态反应，是否属于哮喘的易感人群。引起哮喘发病还必须有环境因素，如变应原和激发因素。哮喘实际上是主要发生在气道的过敏性（即变态反应性）炎症，而变态反应是因免疫功能异常所造成的。许多有过敏性体质（或称特应性）的患者，患者的一级亲属发生各种过敏性疾病（包括过敏性哮喘、过敏性鼻炎、花粉症、婴儿湿疹、荨麻疹等）的概率，比其他无过敏体质的家庭成员高得多。就哮喘病而言，许多哮喘患者祖孙三代，甚至四代均有患哮喘的患者。有人曾经对 150 名确诊的哮喘患者进行了问卷调查，其三代成员共 1 775 人，哮喘患病率高达 18.3%，相当一般人群的将近 20 倍。文献也报道哮喘家族的哮喘患病率高达 45%。

遗传因素对哮喘发病的影响可能是通过调控免疫球蛋白 E(IgE) 的水平及免疫反应基因，两者相互作用，相互影响的结果，导致气道受体处于不稳定状态或呈高反应性。现已有文献报道第 11 对染色体 13q 区存在着与特应症发病有关的基因。此外，还发现了其他的染色体异常。

## 二、外源性变应原

引起哮喘的变应原与引起变态反应的其他变应原一样，大都是蛋白质或含有蛋白质的物质。它们在变态反应的发病过程中起抗原的作用，可以使人体内产生对应的抗体。在周围环境中常见的变应原可分为以下几类。

（一）外源性变应原的分类

1.吸入性变应原

一般为微细的颗粒，包括：①家禽、家畜身上脱落下来的皮屑。②衣着上脱落的纤维，如毛毯、绒衣或羽绒服上脱落的毳毛。③经风传播的花粉。④飞扬在空气中的细菌、真菌等微生物和尘螨等昆虫，人因吸入昆虫排泄物诱发哮喘也有报道，以蟑螂为多见，有人认为它是华东地区主要变应原之一，有些昆虫例如蜜蜂、黄蜂则经叮刺后诱发Ⅰ型变态反应。⑤尘土或某种化学物质，这些微小物质一旦从鼻孔中吸入，就可能引起过敏性哮喘的发作。⑥油烟。⑦职业性吸入物，例如棉纺厂、皮革厂、羊毛厂、橡胶厂和制药厂的工人吸入致敏性或刺激性气体和灰尘可诱发哮喘。

2.摄入性变应原

通常为食品，经口腔进入，如牛奶、鸡蛋、鱼、虾、蟹及海鲜等，引起过敏反应的药物实际也属这一类。

3.接触性变应原

指某些日用化妆品，外敷的膏药，外用的各种药物。药物涂擦于皮肤，吸收到体内后，即可引起过敏反应。可表现为局部反应，如接触性皮炎，也可导致哮喘发作。

（二）哮喘的常见变应原

严格来说，除了食盐和葡萄糖外，世界上千千万万的物质，都可能成为变应原，但什么人发生过敏，这要看他（她）是不是易感者，对什么过敏。虽然理论上几乎什么东西都可以引起过敏，但至今比较明确的变应原约有500种，能够用特异性免疫球蛋白E（IgE）抗体检测出来的变应原约为450种。引起哮喘的变应原多由特异性IgE介导，因此多为速发型过敏反应。

1.屋尘和粉尘

包括卧室中的灰尘和工作环境的灰尘，如图书馆的灰尘。粉尘包括面粉厂粉尘、皮革厂粉尘、纺织厂棉尘、打谷场粉尘等。卧室或某些工厂车间的灰尘含大量的有机物，如人身上脱落的毛发、上皮，微生物，小的昆虫尸体，螨及各种衣物的纤维碎屑等，这些有机物都是引起呼吸系统等过敏的重要致敏原。

2.花粉

花粉是高等植物雄性花产生的生殖细胞，可引起花粉症。主要分为风媒花和虫媒花两大类。风媒花粉经风传播，虫媒花粉是由昆虫或小动物传播。引起过敏者主要是风媒花粉，其体积小，在风媒花植物开花的季节，空气中风媒花粉含量高，很容易被患者吸入呼吸道而致病。这类花粉春天多为树木花粉，如榆、杨、柳、松、杉、柏、白蜡树、胡桃、枫杨、桦树、法国梧桐、棕榈、构、桑、臭椿等；夏秋季多为杂草及农作物花粉，如蒿、豚草、藜、大麻、藿草、蓖麻、向日葵、玉米等。这些花粉的授粉期一般均在3～5月和7～9月，所以花粉症和花粉过敏的哮喘患者多集中在这两个季节发病。其中蒿和豚草花粉是强变应原，危害极严重，可引起花粉症的流行。

花粉引起人体过敏，是因为它含有丰富的植物蛋白。由于花粉粒体积很小，大多数直径在20～40 μm，加上授粉季节空气中花粉含量很高，极易随着呼吸进入人体。当花粉粒被其过敏者吸入后，便和支气管黏膜等组织的相应抗体（特异性 IgE）相结合，产生抗原抗体反应，引起发病。

3.真菌

真菌有一个庞大家族，有 10 万多种。它们寄生于植物、动物及人体或腐生于土壤。但无论是哪种生存方式，在繁殖过程中都会把大量的孢子散发到空气中，在过敏患者的周围形成包围圈。常见的致敏真菌为毛霉、根霉、曲霉、青霉、芽枝菌、交链孢霉、匍柄霉、木霉、镰刀菌、酵母菌等。真菌的孢子和菌丝碎片均可引起过敏，但以真菌的孢子致敏性最强。真菌和花粉一样，都富含多种生物蛋白，其中某些蛋白质成分可引起过敏。许多患者的哮喘发作有明确的季节性或在某一季节加重，这除了与季节花粉过敏有关以外，还与真菌和气候条件的变化有关。

4.昆虫

昆虫过敏的方式可分为叮咬过敏、蜇刺过敏和吸入过敏等。引起叮咬过敏的昆虫，如蚊、白蛉、跳蚤等，它们通过口部的吸管排出分泌物进入身体皮肤后引起过敏；蜇刺过敏的昆虫主要为蜜蜂、马蜂等，它们通过尾部蜇针（排毒管）蜇刺，并将毒液注入人体而引起过敏；吸入过敏的昆虫主要有蟑螂、家蝇、象鼻虫、娥、螺，而最主要者为尘螨，它是引起哮喘的最常见，也是最重要的变应原。此外，一些昆虫的排泄物、分泌物等经与人体接触后亦可引起皮疹、湿疹等。

螨在分类学上属于蜘蛛纲，目前已知有约 5 万种，但与人类变态反应有关系的螨仅是少数几种，如屋尘螨、粉尘螨和屋尘螨等。屋尘螨主要生活在卧室内的被褥、床垫、枕套、枕头、沙发里或藏在木门窗或木椅桌的缝隙里，附着在人的衣服上，也可与灰尘混在一起，随灰尘到处飘扬。据统计，1 克屋尘内最多可有 2 000 只螨。粉尘螨生长在各种粮食（如面粉）内，并以其为食，因此在仓储粮食内，常有大量的螨生长。宇尘螨为肉食螨，以粮食、屋尘等有机物中的真菌孢子为食料。

尘螨的致敏性很强，但引起过敏的原因并不是活螨进入人体内，而是螨的尸体、肢体碎屑、鳞毛、蜕皮、卵及粪便。这些变应原随着飘浮的灰尘被吸入人的呼吸道内而致病。

尘螨引起的哮喘发病率极高，据报道，德国 60%以上的支气管哮喘患者均与尘螨过敏有关。1974 年，国外有人报道儿童哮喘患者的皮试结果，显示对螨的反应阳性率高达 89.4%。哮喘患者一年到头与尘螨纠缠不断，因此对尘螨过敏的患者一般是全年都可发病，但在尘螨繁殖高峰季节，症状常常加重。

5.纤维

包括丝、麻、木棉、棉、棕等。这类物品常用于服装、被褥、床垫等的填充物或各种织品。患者因吸入它们的纤维碎屑而发病，其中对丝过敏者最多见。

6.皮毛

包括家禽和家畜皮毛，如鸡毛、鸭毛、鹅毛、羊毛、驼毛、兔毛、猫毛、马毛等，它们的碎屑可致呼吸道过敏。

7.食物

米面类、鱼肉类、乳类、蛋类、蔬菜类、水果类、调味食品类、硬壳干果(如腰果、花生、巧克力等)类等食物均可成为变应原,引起皮肤、胃肠道、呼吸系统等过敏。

食物过敏大都属Ⅰ型变态反应,即由变应原和特异性 IgE 相互作用而发生。临床可见哮喘患者常伴有口腔黏膜溃疡,有些患儿可出现地图样舌或伴有腹痛和腹泻等消化道症状,而食物过敏患儿也常伴有哮喘的发作。

8.化妆品

化妆品种类很多,成分也较复杂,常用的如唇膏、脂粉、指甲油、眉笔、护肤品及染发剂等。这些化妆品大部分为化学物质,属于半抗原,不单独引起过敏,但当它们和人体皮肤蛋白质结合后,即可形成全抗原,可引起接触性皮炎,有时也可引起哮喘。

其他可引起过敏者尚有药物,有机溶剂,各种金属饰物等。

## 三、哮喘发作的主要诱因

引起哮喘发作的诱因错综复杂。诱因主要是指变应原以外的各种激发哮喘发作的非特异因素,包括气候、呼吸道感染、运动、药物、食物和精神等。吸入、摄入或接触变应原虽然也可激发哮喘的发作,但它主要是作为特异性(即为特应性)的致病因子参与气道炎症和哮喘的发病过程的,有别于非特异(非特应性)的激发因素。

(一)气候

许多哮喘患者对天气的变化非常敏感,气候因素包括气压、气温、风力和风向、湿度、降水量等。气压低往往使哮喘患者感到胸闷、憋气。气压低诱发哮喘发作的原因尚不清楚,可能是低气压使飞扬于空气中的花粉、灰尘及真菌孢子沉积于近地面空气层,增加患者吸入机会之故。气压突然降低可使气道黏膜小血管扩张、充血、渗出增多,支气管腔内分泌物增加、支气管腔变窄、支气管痉挛而加重哮喘。南方初春的黄梅季节就是气压较低、湿度又大的季节,哮喘发病也增加。

气温的影响中温差的变化尤其重要。冷空气侵袭往往发生于季节变化时刻。如华东地区的秋季日平均气温从 25℃下降到 21℃时,哮喘发作的患者明显增多。初冬季节,寒潮到来,气温突然下降,温差迅速增大,哮喘发作者数量猛增。在秋天,空气中的花粉要比春季少得多,这时螨类数量虽增加,但气温和湿度并不适合它的大量繁殖。由此可见,秋季哮喘发作的主要原因可能是由于冷空气刺激具有高反应性气道之故,这也说明哮喘患者对气温的变化特别敏感。

风力的作用与哮喘发作的关系主要有两方面:风力强,空气流动快常导致气温的下降,若在秋天或初冬,必定会增加气道的冷刺激;强风时增加了气道的阻力,使本来存在呼气性呼吸困难的哮喘患者更加感到上不来气。风向常常与空气的湿润度有关,初冬时主要刮来自西伯利亚的西北风,途经沙漠地带,因此特别干燥,这对哮喘患者不利,因为哮喘患者的气道比正常人更需要温暖和湿润。

正常人的气道必须有一定的湿度,降水量和空气的湿度直接影响哮喘患者气道的湿润度。但过于潮湿的空气和环境有利于真菌的繁殖,增加了吸入气中变应原的密度,对哮喘患者不利。

空气离子浓度对哮喘的发作也有一定关系。一般情况下空气中的阳离子多于阴离子。空气中的阳离子可使血液碱化，致支气管平滑肌收缩，对健康人和哮喘患者均不利，而阴离子可使支气管纤毛运动加速，使支气管平滑肌松弛，可缓解哮喘的发作。对于正常人来说，阳离子与阴离子的作用基本处于平衡状态。但当气候变化使空气中阳离子浓度增加时，气道处于高反应性的患者就容易哮喘发作。相反，如果 1 $cm^3$空气中含有 10 万～100 万个阴离子时就具有防治疾病的作用。国内外已应用阴离子发生器来改善环境气候，防治哮喘等疾病。

环境污染对哮喘发病有密切的关系，诱发哮喘的有害刺激物中，常见的是煤气（尤其是煤燃烧产生的二氧化硫）、油烟、被动吸烟、杀虫喷雾剂、蚊烟香等。烟雾对已经处于高反应状态的哮喘患者来说，是一种非特异的刺激，可以使支气管收缩，甚至痉挛，诱发哮喘发作。烟雾的有害物质在气道沉积下来以后，可导致慢性支气管炎。慢性支气管炎形成后支气管黏膜增厚，分泌物增多等因素不但可增加气道的刺激，而且可进一步造成管腔的狭窄。这些因素都会加重哮喘患者的病情，而且给治疗造成困难。

（二）运动

由于运动诱发的支气管收缩在哮喘患者中是一种很普遍的问题，人们在运动与哮喘的关系方面做了大量的研究，但仍有很多问题尚待解决。首先，在哮喘患者的运动耐量问题上，人们普遍认为重度的哮喘患者的运动耐量是减低的，但在轻中度的哮喘患者中则有不同意见。有报道认为是减低的，亦有报道认为是与正常无差异的。在临床上，大多数哮喘或变应性鼻炎的患者，运动后常导致哮喘发作或出现咳嗽、胸闷。短跑、长跑和登山等运动尤其容易促使轻度哮喘或稳定期哮喘发作。游泳的影响相对较轻，因此较适于哮喘患者的运动锻炼。但最近的研究发现轻中度哮喘患者的运动耐量与相同日常活动量的正常人是没有差异的。哮喘患者与正常人在无氧阈水平和最大运动量水平上均显示了与正常人相似的氧耗量、分通气量和氧脉搏，由此推论他们具有与正常人相等的运动能力，也就是在哮喘患者中不存在对运动的通气和循环限制。$FEV_1$是衡量哮喘严重程度的主要指标之一，但研究发现，$FEV_1$无论以绝对值形式或占预计值的百分比的形式表示，都与运动所能取得的最大氧耗量没有相关关系，表明在轻中度哮喘患者中，疾病的严重程度并不影响其运动耐量。有研究发现，即使是在重度的哮喘患者，下降的运动耐量与控制较差的疾病之间也没有相关性，表明运动能力的下降是多因素的，不能仅仅用疾病本身来解释，在这些因素中，日常活动量起很重要的作用。然而，运动过程中 $FEV_1$可能会有不同程度的下降，对此，也许可以通过预先吸入 $\beta_2$受体激动剂而得到解决。因此目前大多数研究表明运动锻炼在哮喘患者中是安全而有效的，经过运动锻炼，运动耐量是可以提高的，在完成相同运动时的通气需求是下降的，从而也能预防运动性哮喘（EIA）的发生。

3.呼吸道感染

呼吸道感染一般不作为特应性因子激起哮喘的发作，但各种类型的呼吸道感染，如病毒性感染、支原体感染和细菌性感染都往往诱发哮喘的发作或加重。

呼吸道病毒性感染尤其多见于儿童，好发于冬春季节，以上呼吸道最常见，但可向下蔓延引起病毒性肺炎。病毒感染与支气管哮喘的发作之间确实有着密切的关系，尤其是 5 岁以下的儿童。儿童呼吸道病毒感染引起哮喘发作者高达 42%，在婴幼儿甚至可达 90%。成人虽较少，但也有约 3%。在有过敏体质或过敏性疾病家族史者中，呼吸道病毒感染引起哮喘发作更为多见，尤其男性。引起哮喘发作的病毒种类可因年龄而有所不同，一般来说，成人以流感病毒及副流感病毒较为多见，而儿童则主要为鼻病毒及呼吸道合胞病毒，婴幼儿主要是呼吸道合胞病毒。病毒可作为变应原，通过机体 T-细胞、B-细胞的一系列反应，继而刺激浆细胞产生特异性 IgE。特异性 IgE 与肥大细胞上的 IgE 受体结合，长期停留在呼吸道黏膜的肥大细胞上。当相同的病毒再次入侵机体时，即可发生过敏变态反应，损伤呼吸道上皮，增加了炎性介质的释放和趋化性，降低了支气管壁 β 受体的功能，增加了气道胆碱能神经的敏感性，还可产生对吸入抗原的晚相(迟发性)哮喘反应。

病毒的感染大多在冬末春初和晚秋温差变化比较大时发生。一般起病较急，起病初可有发热、咽痛，以后很快出现喷嚏、流涕、咳嗽、全身酸痛、乏力和食欲减退等症状，继而出现气急、呼气性呼吸困难等哮喘的症状，肺部可闻及明显的哮鸣音。文献还报道，持续和(或)潜伏性腺病毒感染，可能影响皮质激素和支气管扩张剂对哮喘的疗效。

呼吸道病毒感染不但可使哮喘患者的气道反应性进一步增高，哮喘发作，而且可引起健康人的气道反应性增高和小气道功能障碍，这种状态一般持续 6 周左右。

气道急性或慢性细菌感染并不引起过敏反应，但由于气道分泌物增多，因此可加重哮喘患者的气道狭窄，使哮喘发作或加重。这时抗菌药物的使用是必要的，而且有效的抗菌治疗往往可收到缓解症状之功。呼吸道细菌性感染虽然也可诱发气道平滑肌痉挛，但较病毒性感染要轻得多。

4.精神和心理因素

精神和心理状态对哮喘的发病肯定有影响，但这一因素往往被患者和医务人员所忽视。许多患者受到精神刺激以后哮喘发作或加重，而且很难控制。据报道，70%的患者的哮喘发作有心理因素参与，而在引起哮喘发作的诸多因素中，其中单纯以外源性变应原为主要诱因者占 29%，以呼吸道感染为主要诱因者占 40%，心理因素为主的占 30%。还有的学者报道，在哮喘发作的诱因中过敏反应合并精神因素占 50%与哮喘有关的精神心理状态涉及非常广泛的因素，包括社会因素、性格因素和情绪因素，社会因素常常是通过对心理和情绪的影响而起作用的。哮喘患者在出现躯体痛苦的同时，伴有多种情绪、心理异常表现，主要为：焦虑、抑郁和过度的躯体症状。因此，往往形成依赖性强、较被动、懦弱而敏感、情绪不稳和自我中心等性格特征，是比较典型的呼吸系统的心身疾病。哮喘儿童的母亲也常呈“神经质性”个性，母亲的焦虑、紧张、唠叨、烦恼的表现也会影响儿童哮喘的治疗和康复。

精神因素诱发哮喘的机制目前还不清楚，有人认为在可接受大量感觉刺激的人脑海马回部位，可能存在与基因有关的异常。遗传因素或早年环境的影响，造成某些哮喘患者精神心理的不稳定状态。同时精神忧虑或紧张的哮喘患者，生理上气道的敏感性升高，可能与迷走神经兴奋性增强有关。长期的情绪低落，心理压抑可使神经-内分泌-免疫网状调节系统功能紊乱，引起一系列心身疾病。精神和心理因素也属于内因，但它有别于遗传背景。精神和心理因素不决定一个人是否成为哮喘的易感者，然而可明显地影响哮喘的发作及其严重程度，对于哮喘常年反复发作的患者来说，这种影响尤其显著。因此许多学者强调哮喘的防治必须采用包括心与身两方面的综合性治疗措施。

5.微量元素缺乏

以缺铁、缺锌为较常见，这些微量元素缺少可致免疫功能下降。

6.药物

引起哮喘发作有特异性过敏和非特异性过敏两种，前者以生物制品过敏最为常见，因为生物制品本身即可作为完全抗原或半抗原引起哮喘发作。以往认为阿司匹林引起哮喘发作的机制是过敏，现在普遍认为是由于患者对阿司匹林不耐受。非特异性过敏常发生于交感神经阻断药，例如普萘洛尔（心得安）和增强副交感神经作用药，如乙酰胆碱和新斯的明。

## 第二节　支气管哮喘的临床表现与诊断

### 一、支气管哮喘的临床表现

几乎所有的哮喘患者都有长期性和发作性（周期性）的特点，因此，近年认为典型哮喘发作3次以上，有重要诊断意义。哮喘的发病大多与季节和周围环境、饮食、职业、精神心理因素、运动或服用某种药物有密切关系。过敏性疾病的病史和家族性的哮喘病史对哮喘的诊断也很有参考意义。此外还应注意有无并存呼吸道感染及局部慢性病灶。

（一）主要症状

自觉胸闷、气急，即为呼吸困难，以呼气期更明显，但可以自行缓解或经用平喘药治疗而缓解。典型的哮喘发作症状易于识别，但哮喘病因复杂，其发作与机体的反应性，即遗传因素和特应性素质的个体差异，变应原和刺激物的质和量的不同均可导致哮喘发作症状的千变万化。有些患者表现为咳嗽，称为咳嗽变异性哮喘或过敏性咳嗽，其诊断标准（小儿年龄不分大小）是：①咳嗽持续或反复发作＞1个月，常在夜间（或清晨）发作，痰少，运动后加重。②没有发热和其他感染表现或经较长期抗生素治疗无效。③用支气管扩张剂可使咳嗽发作缓解。④肺功能检查确认有气道高反应性。⑤个人过敏史或家族过敏史和（或）变应原皮试阳性等可作辅助诊断。

（二）体征

发作时两肺（呼气期为主）可听到如笛声的高音调，而且呼气期延长的声音，称为哮鸣音，是诊断哮喘的主要依据之一。一般哮鸣音的强弱和气道狭窄及气流受阻的程度一致，因此哮鸣音越强，往往说明支气管痉挛越严重。哮喘逐步缓解时，哮鸣音也随之逐渐减弱或消失。但应特别注意，不能仅靠哮鸣音的强弱和范围来作为估计哮喘严重度的根据，当气道极度收缩加上黏痰阻塞时，气流反而减弱或完全受阻，这时哮鸣音反而减弱，甚至完全消失，这不是好现象，而是病情危笃的表现，应当积极抢救。

（三）哮喘严重发作

1.哮喘持续状态

哮喘严重发作通常称为“哮喘持续状态”，这是指一次发作的情况而言，并不代表该患者的基本病情，但往往发生于重症哮喘患者，而且与预后有关，可威胁患者的生命。因此哮喘严重发作是哮喘病本身的一种最常见的急症。

以往给“哮喘持续状态”所下的定义是：哮喘严重持续发作达24 h以上，经用常规药物治疗无效。现在认为这样的定义是不全面的，因为事实上，许多危重哮喘病例的病情发展常常在一段时间内逐渐加剧，因此所有重症哮喘的患者在某种因素的激发下都有随时发生严重的致命性急性发作的可能，而无特定的时间因素。其中一部分患者可能在哮喘急性发作过程中，虽经数小时以至数天的治疗，但病情仍然逐渐加重。也有一些患者在间歇一段相对缓解的时期后，突然出现严重急性发作，甚至因得不到及时和有效治疗而在数分钟到数小时内死亡，这就是所谓“哮喘猝死”。哮喘猝死的定义通常定为：哮喘突然急性严重发作，患者在 2 h 内死亡。其原因可能为哮喘突然发作或加剧，引起气道严重阻塞或其他心肺并发症导致心跳和呼吸骤停。重症哮喘患者出现生命危险的临床状态称为“潜在性致死性哮喘”这些因素包括：①必须长期使用口服糖皮质激素类药物治疗。②以往曾因严重哮喘发作住院抢救治疗。③曾因哮喘严重发作而行气管切开，机械通气治疗。④既往曾有气胸或纵隔气肿病史。⑤本次发病过程中须不断超常规剂量使用支气管扩张剂，但效果仍不明显。除此以外，在本次哮喘发作的过程中，还有一些征象值得高度警惕，如喘息症状频发，持续甚至迅速加剧，气促(呼吸超过 30 次/分)，心率超过 140 次/分，体力活动和说话受限，夜间呼吸困难显著，取前倾位，极度焦虑、烦躁、大汗淋漓，甚至出现嗜睡和意识障碍，口唇、指甲发绀等。患者的肺部一般可以听到广泛哮鸣音，但若哮鸣音减弱，甚至消失，而全身情况不见好转，呼吸浅快，甚至神志淡漠和嗜睡，则意味着病情危笃，随时可能发生心跳和呼吸骤停。此时其他有关的肺功能检查很难实施，唯一的检查是血液气体分析。如果患者呼吸空气(即尚未吸氧)，那么若其动脉血氧分压＜8 kPa(60 mmHg)和(或)动脉血二氧化碳分压＞6 kPa(45 mmHg)，动脉血氧饱和度＜90%，则意味着患者处于危险状态，应马上进行抢救，以挽救患者生命。

2.脆性哮喘

正常人的支气管舒缩状态呈现轻度生理性波动，第一秒用力呼气容积($FEV_1$)和最大呼气流速(PEF)在晨间降至最低(波谷)，而午后达最大值(波峰)，在哮喘患者，这种变化尤其明显。1977 年 Tumer-Warwick 报道将哮喘患者的肺功能改变分为三种主要类型：①治疗后 PEF 始终不能恢复正常，但有一定程度的可逆。②用力呼气肺活量(FVC)改变可逆，而 $FEV_1$ 和 PEF 的降低不可逆。③$FEV_1$ 和 PEF 在治疗前后或一段时间内大幅度地波动，即为“飘移者”，这一类型可称之为“脆性哮喘”(BA)。其后关于 BA 的定义争论不休。如美国胸科协会(AST)，用此概念描述那些突发、严重、危及生命的哮喘发作。

(四)特殊类型的哮喘

1.运动性哮喘

运动性哮喘也称运动诱发性哮喘，是指达到一定的运动量后引起支气管痉挛而产生的哮喘，因此其发作都是急性的、短暂的，而且大多数能自行缓解。运动性哮喘固然均由运动引起，但运动的种类、运动持续时间、运动量和运动强度均与哮喘的发作有直接关系。运动性哮喘并非说明运动即可引起哮喘，实际上短暂的运动不但不会引起哮喘，而且还可兴奋呼吸，使支气管有短暂的扩张，肺通气功能改善，$FEV_1$ 和 PEF 有短暂的升高。其后随着运动时间的延长，强度的增加，支气管转而发生收缩。虽然运动性哮喘常常兼发于支气管哮喘患者，但与过敏性哮喘不同，其特点为：①发病均在运动后。②有明显的自限性，发作后只需经过一定时间的安静休息即可逐渐恢复正常。③无外源性或内源性过敏因素参与，特异性变应原皮试阴性。④一般血清

IgE 水平不高。但有些学者认为，运动性哮喘常与过敏性哮喘共存，因此认为运动性哮喘与变态反应(过敏反应)存在着一些间接的关系。

临床表现疑为运动性哮喘者，应进一步做运动前后的肺功能检查，根据运动前后的肺功能变化来判断是否存在运动性哮喘，这种方法也称为运动诱发试验。常用的运动方式有跑步、自行车功率试验和平板车运动试验。如果运动后 $FEV_1$ 下降 20%～40%，即可诊断轻度运动性哮喘，如果 $FEV_1$ 下降 40%～65%，即为中度运动性哮喘，$FEV_1$ 下降 65%以上，则属重度运动性哮喘。受检患者患有严重心肺或其他影响运动的疾病则不能进行运动试验，试验时要备有适当抢救措施，应在专业医务人员指导下进行。

2.药物性哮喘

哮喘的发作是由使用某些药物引起(诱发)的，这类哮喘就叫作药物性哮喘。可能引起哮喘发作的药物很多，常见者为：阿司匹林，β 受体阻断剂[包括非选择性 β 受体阻断剂(如普萘洛尔、噻吗洛尔)选择性 β 受体阻断剂]，局部麻醉剂，添加剂(如酒石黄，一种黄色染料，广泛用作许多食品、饮料以及药物制剂的着色剂)，医用气雾剂中的杀菌复合物(如用作定量气雾剂的防腐剂例如氯化苯甲烃铵抗氧化剂)，用于饮用酒、果汁、饮料和药物作防腐保藏剂(如亚硫酸盐)和抗生素或磺胺药(包括青霉素、磺胺药、呋喃类药)等。个别患者吸入定量的扩张支气管的气雾剂时，偶尔也可引起支气管收缩，这可能与其中的氟利昂或表面活性剂有关。免疫血清、含碘造影剂等除了可引起皮疹、发热、血管炎性反应、嗜酸性粒细胞增多和过敏性休克等全身过敏表现外，也可引起哮喘的发作，但往往被忽略。

药物性哮喘的发生机制与哮喘本身极为相似，首先取决于患者的体质因素，即对某种药物的敏感性。因为这些药物通常是以抗原(如免疫血清)，半抗原或佐剂的身份参与机体的变态反应过程的，没有机体的易感性就不容易发生过敏性反应。但并非所有的药物性哮喘都是机体直接对药物产生过敏反应而引起的，β 受体阻断剂更是如此，它是通过阻断 β 受体，使 $β_2$ 受体激动剂不能在支气管平滑肌的效应器上起作用，导致支气管痉挛，哮喘发作。

3.阿司匹林性哮喘

阿司匹林是诱发药物性哮喘最常见的药物，某些哮喘患者于服用阿司匹林或其他解热镇痛药及非类固醇抗炎药后数分钟或数小时内即可诱发剧烈的哮喘，其表现颇似速发型变态反应，因此以往许多人从药物过敏的角度理解阿司匹林性哮喘，但迄今尚未发现阿司匹林的特异性 IgE，也未发现其他的免疫机制参与，变应原皮肤试验阴性。所以近年来普遍认为可能不是由过敏所致，而是对阿司匹林的不耐受性。除阿司匹林以外，吲哚美辛、安乃近、氨基比林、非那西丁、保泰松、布洛芬等解热镇痛药也可引起类似的哮喘发作。这种对以阿司匹林为代表的解热镇痛药的不耐受现象就称为阿司匹林性哮喘，其中约半数合并鼻息肉和鼻窦炎，对于这种现象，过去称为阿司匹林哮喘三联征或阿司匹林三联征。对于这些提法各家意见不一，最近有些学者建议称为阿司匹林性综合征。

阿司匹林性哮喘多发生于中年人，有时也可见于少数儿童患者。在临床上可分为两个时相，即药物作用相和非药物作用相。药物作用相指服用阿司匹林等解热镇痛药后引起哮喘持续发作的一段时间，其临床表现为：服这类药 5 min 至 2 h，或稍长时间之后出现剧烈的哮喘。绝大多数患者的哮喘发作的潜伏期为 30 min 左右。患者的症状一般都很重，常可见明显的呼吸困难和发绀，甚至出现意识丧失，血压下降，休克。药物作用相的持续时间不一，可短至 2 h，也可 1～2 天。非药物作用相阿司匹林性哮喘系指药物作用时间之外的时间。患者可因各种不同的原因而发作哮喘。

4.职业性哮喘

随着工农业的发展，各种有机物或无机物以尘埃、蒸汽或烟雾三种形式进入生产者的工作环境。如果这些有害物质被劳动者吸入而引起哮喘发作，那么这些有害物质就称为"职业性致喘物"（变应原）。从广义来说，凡是由职业性致喘物引起的哮喘就称为职业性哮喘，但从职业病学的角度，职业性哮喘应有严格的定义和范围。然而，不同国家，甚至同一个国家的不同时期，职业性哮喘的法定含义不同。我国在 20 世纪 80 年代末制定了职业性哮喘的诊断标准，致喘物规定为：异氰酸酯类（如甲苯二异氰酸盐等）、苯酐类、多胺类固化剂（如乙烯二胺、二乙烯三胺、三乙烯四胺等）、铂复合盐、剑麻和青霉素。

职业性哮喘的发生率往往与工业发展水平有关，工业越发达的国家，职业性哮喘发生率越高。

职业性哮喘的病史有如下特点：①有明确的职业史，因此本病的诊断只限于与致喘物直接接触的劳动者。②既往（从事该职业前）无哮喘史。③自开始从事该职业至哮喘首次发作的哮喘潜伏期最少半年。④哮喘发作与致喘物的接触关系非常密切，接触则发病，脱离则缓解，甚至终止，典型的职业性哮喘往往是在工作期间或工作后数小时发生气促、胸闷、咳嗽、喘鸣，常伴鼻炎和（或）结膜炎，工作日的第一天（如星期一）症状最明显，周末、节假日或离开工作场所后，上述症状缓解，因此，有人称它为"星期一综合征"。还有一些患者在吸入氯气、二氧化硫及氟化氢等刺激性气体时，出现急性刺激性剧咳、咳黏痰、气急等症状，称为反应性气道功能不全综合征，气道反应性增高可持续至少 3 个月。

## 二、支气管哮喘的诊断

支气管哮喘的诊断可以分为非特异性诊断与特异性诊断两类。非特异性诊断不要求明确病因的一般病种诊断，最主要是通过肺功能检查结合临床表现确定，而支气管哮喘的特异性诊断则是属于病因性诊断，最主要是通过变态反应检查确定。哮喘诊断的主要程序一般为：病史采集、物理检查、胸部 X 线检查、肺功能检查和特异性变应原检查等。

（一）哮喘的病史采集

几乎所有的哮喘患者的喘息发作都有长期性、发作性（周期性）、反复性、自限性、可逆性的特点，因此，近年认为典型哮喘发作 3 次以上，有重要诊断意义。哮喘的发病大多与季节和周围环境、变应原接触、饮食、职业、精神心理因素、运动或服用某种药物有密切关系。过敏性疾病的病史和家族性的哮喘病史对哮喘的诊断也很有参考意义。此外还应注意有无并存呼吸道感染及局部慢性病灶。

两肺以呼气期为主的哮鸣音是诊断哮喘的主要依据之一。一般哮鸣音的强弱和气道狭窄及气流受阻的程度相一致，因此哮鸣音越强，往往说明支气管痉挛越严重。哮喘逐步缓解时，哮鸣音也随之逐渐减弱或消失。但应特别注意，不能仅靠哮鸣音的强弱和范围来作为估计哮喘严重度的根据，当气道极度收缩加上黏痰阻塞时，气流反而减弱或完全受阻，这时哮鸣音反而减弱，甚至完全消失，这可能是病情危笃的表现，应当进行血液气体分析，准确判断。

(二)胸部X线检查

哮喘患者常常需要进行胸部X线检查，特别是初诊时。胸部X线检查除一般的胸部X线片以外，有时还需要进行胸部CT检查，这些检查对哮喘的诊断、鉴别诊断和估计哮喘病情的严重度有帮助。哮喘患者的胸部X线表现并没有更多的特异性，常见为肺纹理增多、紊乱和肺气肿（或肺通气过度）征，有些患者可见肺大疱，有时可见气胸、纵隔气肿或肺动脉高压等并发症。但胸部X线检查在哮喘的鉴别诊断方面最为基本，而且重要。胸部X线检查也是长期皮质激素治疗安全性的重要保障之一，特别对患有肺结核的患者，因此皮质激素治疗前和治疗过程的定期胸部X线检查极为重要。

(三)肺功能检查

哮喘患者的气道处于不稳定状态，气道平滑肌的收缩性增加，黏膜和黏膜下层增厚，管腔分泌液增多都可能使气道的功能状态恶化，引起气流阻塞。支气管有效通气管径的缩小可使患者出现喘鸣和呼吸困难，而反映在肺功能上的改变就是通气功能的损害。因此哮喘患者的肺功能检查对于哮喘的诊断和治疗都很重要：①气道激发试验和（或）支气管扩张试验（气道可逆试验）有助于确立哮喘的诊断并与单纯慢性支气管炎鉴别。②支气管扩张试验还有助于估计$\beta_2$受体激动剂的可能疗效，为药物选择提供参考。③以第一秒用力呼气容积（$FEV_1$）和最大呼气流速（PEF，也称呼气峰流速）为主要指标，结合肺总量和残气量以及临床症状，特别是夜间哮喘的发作情况等估计哮喘患者病情的严重程度，结合血气分析的结果，尤其是动脉血氧分压（$PaO_2$），氧饱和度（$SaO_2$）和二氧化碳分压（$PaCO_2$）等参数估计哮喘急性发作期病情的严重程度。④客观评价药物的临床疗效。

哮喘患者的肺功能测定通常包括通气功能、肺动力学和血液气体分析。

1.通气功能的测定

(1)哮喘患者呼气流速、气道阻力和静态肺容量测定：喘息症状发作时累及大、小气道，但最主要的病变部位在小支气管，而且是弥漫性的。小支气管的横截面积又远远大于大气道，再加上吸气过程是主动的，呼气过程是被动的，因此呼气阻力一般大于吸气阻力，$FEV_1$、最大呼气流速（PEF）、用力肺活量（FVC）均明显下降。最大呼气流速-容积曲线（F-V环）测定是哮喘肺功能检查中极为常用也是最重要的部分，因为呼出的气量和相应的瞬间流量形成用力呼气流速-容积曲线，它能反映气流在气道里通过的情况和小气道功能状态。

正常人第一秒用力呼气容积和用力肺活量之比（$FEV_1/FVC$）应大于75%，而哮喘患者在哮喘发作时一般小于70%。这些参数的检测较为简易，无创伤性，如果操作正确，重复性也比较好，基本设备容易满足，因此在许多医院，包括基层医院都可以进行检查。通过这些检查可以帮助判断急性哮喘发作的严重程度，了解哮喘病情的“可逆性”（实际为处于收缩状态的支气管的可扩张性）及平喘药物的治疗效果。采用袖珍的呼气流速仪，在家庭中和工作岗位上进行连续多日的昼夜检查，记录最大呼气流速变异的动态变化，对于发现哮喘急性发作的早期征兆和及时治疗有很大的帮助。

哮喘发作时呼吸阻力明显增加，有过多的气体潴留在肺内，所以肺残气量和肺总量增加。闭合气量在哮喘发作时不易测量，但在缓解期仍高于正常。静态肺容量测定有助于鉴别阻塞性通气功能障碍抑或限制性通气功能障碍，而且可从肺功能的角度了解肺气肿的程度、因此它对中重度哮喘的肺功能评价尤其重要。

近年来又根据脉冲振荡(impulse oscillometry，IOS)原理研制、开发、生产出新一代肺功能机。脉冲振荡技术也称强迫振荡技术(forced oscillation technique，FOT)，其主要意义在于比较精确地测定气道阻力，与传统的肺功能机比较，脉冲振荡技术能够更全面、确实地反映呼吸力学的变化，更符合生理，而且不需患者的合作，可用于儿童、老年人和呼吸功能较差的患者。运动心肺功能测定也可有助于早期哮喘的诊断，而且可了解哮喘患者对运动的耐受性，指导患者的运动耐量训练，提高健康水平。

(2)肺动态顺应性测定：顺应性系弹性物体的共同属性，是一个物理学概念。用一句通俗的话来说，肺顺应性就是肺组织顺应呼吸活动而变化的特性，即吸气时肺泡充气，体积增大，呼气时肺泡排气，肺体积出现适度的回缩，这种功能活动与肺组织的弹性关系非常密切，因此肺顺应性实际反映了肺的弹性。在吸气末高肺容积(肺总量位)时肺顺应性最低，而当呼气末肺容积接近残气量位时肺顺应性最高。肺顺应性即为单位压力改变时所引起的容积改变，通常包含肺顺应性、胸壁顺应性和总顺应性。

肺顺应性可分为静态肺顺应性和动态肺顺应性两种。静态肺顺应性是指在呼吸周期中，气流暂时阻断(1～2 s)时所测得的肺顺应性，相当于肺组织的弹力(实际还包含肺泡表面张力)。动态肺顺应性系指在呼吸周期中气流未阻塞时所测得的肺顺应性，受肺组织弹力和气道阻力的双重影响。当哮喘患者做快速呼吸时，与已狭窄的各级支气管相连的肺泡不能及时充气，肺容积相对减少，故动态顺应性下降，而静态顺应性仍可正常。

(3)通气分布不均匀：哮喘发作时吸入的气体在肺部的分布极不均匀，存在着明显的呼气延缓和减低区。这种情况在哮喘缓解期和慢性阻塞性肺疾病患者也同样存在。通气不均的现象对于吸入疗法的影响比较大，因为临床医师让患者进行吸入治疗时总是希望有比较多的药物能到达病变部位，结果适得其反，药物到达通气功能正常部位反而多于通气差的部位，通气越差，药物分布越少。

PEF 测定最好每日 2～3 次定时测定，其意义为：①根据最大呼气流速的绝对值评估气流阻塞的程度，值越低，气流阻塞就越严重。②根据每天监测并计算出的最大呼气流速的变异率估计哮喘病情的稳定性，一般来说，变异率越小，病情越稳定。③根据使用某种药(如吸入药)前后最大呼气流速绝对值和变异率的变化，评估该药的疗效。

2.弥散功能

常用一氧化碳弥散量来表示。单纯哮喘，无并发症的患者的肺弥散功能一般是正常的，但严重哮喘患者可降低。

3.动脉血气体

分析哮喘发作后，通过动脉血气分析可对哮喘急性发作的严重程度进行判断。在轻度或中度发作时，动脉血二氧化碳分压接近正常或略有下降，甚至表现为呼吸性碱中毒，而氧分压则下降，此主要由于肺内通气/血流比例异常所致。当病情继续加重时，缺氧更严重，而且可出现动脉血二氧化碳分压升高，这时就需要采用急救措施以挽救生命。

4.气道激发试验

气道激发试验是检验气道对某种外界刺激因素引起收缩反应的敏感性，并根据其敏感性间接判断是否存在气道高反应性。气道激发试验分特异性气道激发试验和非特异性气道激发试验两类，特异性气道激发试验时吸入的是不同浓度的变应原溶液，非特异性气道激发试验则吸入不同浓度的气道收缩剂。它们的共同特点都是在吸入前后，做肺通气功能检查或观察气道阻力的变化，以寻找或确定变应原，并评估气道（主要为支气管）对某种特异性变应原或非特异性刺激物的反应性（即敏感程度）。其中，主要观察指标仍然为表示肺通气功能状态的 $FEV_1$ 或 PEF。

(1)特异性气道激发试验：可根据需要选择变应原，但变应原溶液必须新鲜配制。在临床上可采用鼻黏膜激发试验和气管内激发试验两种方法。鼻黏膜激发试验又有鼻吸入试验，即将抗原经由鼻内吸入以激发呼吸道过敏症状；鼻内抗原滴入法和抗原滤纸片鼻黏膜敷贴的激发试验，后者约有 60%的阳性反应。气管内激发试验亦分气管内抗原滴入及气管内抗原吸入两种。气管内滴入法目前已很少用，因为操作不便，且抗原分布不均匀。现今主要采用抗原气雾吸入法，即每次试验时让患者吸入定量抗原，然后定时检查肺哮鸣音出现，同时进行 $FEV_1$ 测定，如激发后 $FEV_1$ 下降 15%以上，即可认为有阳性反应。目前常用的激发抗原有蒿属花粉、屋内尘土、尘螨等。大约有 70%的哮喘患者有阳性反应，其中约有 2/3 与皮试结果相符，而且皮试反应愈强，则激发的阳性率愈高，症状亦明显。痰中有时还可出现大量的嗜酸性粒细胞。

特异性气道激发试验可能引起较明显的哮喘发作，甚至严重发作，因此必须在严密监护下进行，而且适应证必须严格限制为此，特异性气道激发试验目前只用于研究以前不认识的职业性哮喘或用于确定工作环境中的变应原，即特定环境的过敏性疾病的病因物质或做医学鉴定。一般认为吸入特异性变应原溶液后，患者的 $FEV_1$ 或 PEF 下降 20%以上，才能做出基本肯定的诊断，但阴性结果，并不排除职业性哮喘的存在。此外，应该注意有些变应原在特定的工作环境中有致敏作用，而在实验室里却不一定能够引出相似的反应，因为特异性气道激发试验的结果可受吸入变应原的特异性、吸入浓度、吸入量、试验场所以及检测指标等的影响。此外还应指出，特异性气道激发试验可表现早期（速发）、晚期（迟发）和双相哮喘反应。因此试验时应严密观察比较长的时间，以免由于晚期（迟发）反应而引起严重哮喘的发作。

(2)非特异性气道激发试验：常用的气道收缩剂有组胺和醋甲胆碱，也有人用高张盐水、蒸馏水、普萘洛尔。运动激发试验或过度通气激发试验也属于非特异性气道激发试验。但目前临床上应用最多的非特异性气道激发试验仍然为吸入组胺或醋甲胆碱，试验时所用的吸入气道收缩剂浓度从低浓度开始，由低至高，倍倍递增，例如由每 1 mL 含 0.25 mg、0.5 mg、1 mg 逐渐增加。

目前国际上所用的药物吸入非特异性气道激发试验有两种不同的方法，一种为平静吸入经雾化器产生的雾化液，其浓度从最低起，逐步提高，以使 $FEV_1$ 或 PEF 比试验前降低 20%时为止，所用药液的累积量即表示气道对该刺激物的反应性。累积量越少，表明气道对该刺激物的敏感性越高，反应性越强。累积量越大，表示气道对该刺激物的刺激越不敏感，反应性越弱。试验时每次吸入某浓度的雾化液 2 min，若吸入后测定的 $FEV_1$ 或 PEF 的减少不足试验前的 20%，则再吸入浓度大 1 倍的溶液，进行同样的试验，直至 $FEV_1$ 或 PEF 降至基础值（试验前的测定值)的20%为止。另一种方法在日本及澳大利亚应用较广泛，即将不同浓度的气道收缩剂放入一种由电脑控制的容器里，该仪器能全自动地转换浓度并记录气道阻力受检者含住接口器做平静呼吸，当气道阻力成角上升时即可终止，从记录曲线即可计算出气道反应性。这种方法患者操作较为方便和省力，但曲线稳定性稍差，仪器费用较贵。非特异性气道激发试验诱发哮喘发作的程度较轻，持续时间较短，但仍须严密监护。用日本气道高反应仪进行气道激发试验时，最后一管装有支气管扩张剂，在试验结束后，让患者吸入即可解除支气管痉挛状态。

组胺或醋甲胆碱吸入激发试验时的气道反应性阳性的判断指标是：使 $FEV_1$ 或 PEF 降低20%时，组胺的累积量为小于7.8 mol，醋甲胆碱累积量为小于12.8 mol。

(3)运动激发试验：对于运动性哮喘的患者可采用运动激发试验，如登梯试验、原地跑步试验、蹲起试验、蹬自行车试验、仰卧起坐试验等。只要达到一定的运动量，患者即可有喘息。同时肺功能试验显示 $FEV_1$、最大呼气中期流速(MMEF)、PEF、气道阻力(Raw)、功能残气量(FRC)及用力肺活量(FVC)等均有一定的变化。

(四)变应原检查

1.特异性变应原的体内诊断

鉴于大部分支气管哮喘是由于抗原抗体作用的结果，而过敏性抗体IgE对于皮肤及黏膜下组织的肥大细胞有极强的亲和力，故可利用患者的皮肤或黏膜进行特异性变应原的检查以明确病因。皮肤试验包括斑贴试验、抓伤试验、点刺或挑刺试验、皮内试验等。目前在国外多用点刺试验，其优点为疼痛比皮内试验轻，方法较简便，容易得到儿童的合作，结果亦相当可靠，但所用抗原的浓度要比皮内试验者高出100倍。各种试验均应用氯化钠溶液或抗原的溶液作阴性对照，同时用0.1 mg/mL的磷酸组胺作阳性对照。但部分患者仍然可以出现假阴性或假阳性。

2.阿司匹林耐受性试验

对高度怀疑，但一时不能确诊的阿司匹林不耐受性哮喘的患者，可以在备好必要的急救条件的情况下进行口服激发试验：即口服阿司匹林从15 mg开始，依次逐渐增加口服剂量，如：37.5 mg、75 mg、150 mg、225 mg等，各剂量间隔3 h。如果肺功能检查 $FEV_1$ 下降20%～25%，其结果即可判定为试验阳性，对阿司匹林性哮喘的诊断有价值。一般敏感者常在口服阿司匹林30 mg以下即表现为阳性。

3.食物激发试验

由食物过敏引起哮喘者较少，但部分患者食物诱因与吸入性诱因同时并存。在致敏食物中容易引起哮喘者有牛奶、葱、蒜、香菜、韭菜、酒、醋、鱼、虾、螃蟹、蛤蚌、牛肉、羊肉、辣椒、胡椒等。此类食物往往带有异味，故它的致敏可能兼有食入和吸入双重性质。由于食物抗原的皮肤试验灵敏度较差，必要时亦可进行食物激发试验。即令患者空腹4 h以上，而且就试前48 h停用一切可疑致敏的食物及种种平喘药、激素、抗组胺药物等。激发前先为患者测量脉搏、呼吸、肺部听诊及肺功能测定，然后令患者食用激发性食物，例如生蒜2～3瓣或饮酒20～30 mL。然后定时观测患者呼吸、脉搏、肺部体征及肺功能，对比激发前后的变化以做出判断。一般食物激发的阳性症状出现较慢，维持时间则较长。

4.职业性激发试验

适用于职业性哮喘患者，根据患者工作中可疑的致敏诱因，采用不同的职业性变应原，让患者模拟职业性操作，进行试验。常用的职业性致敏原有甲苯二异氰酸酯（TDI）、特弗隆、粮食粉尘、鱼粉、脱粒机粉尘、洗涤剂粉尘、油漆涂料等。亦可令患者进入工作现场，操作一段时间然后观察患者的临床表现及肺功能变化。

5.特异性变应原的体外诊断

由于特异性变应原的体内诊断受许多因素的影响，故近年来趋于将体内试验改为体外试验，以期一次采血即可完成多种微量的特异性体外试验。既能节省患者时间，又可减少患者痛苦及危险性，亦不受抗原品种的限制。现有的特异性体外诊断方法有：①特异性免疫沉淀反应-琼脂单相或双相扩散试验。②肥大细胞脱颗粒试验。③特异性荧光免疫反应。④特异性酶标免疫吸附试验。⑤特异性体外白细胞组胺释放试验。⑥特异性淋巴细胞转化试验。⑦特异性放射变应原吸附试验等。

（五）哮喘的诊断标准

（1）反复发作喘息、气急、胸闷或咳嗽，多与接触变应原、冷空气、物理、化学性刺激、病毒性上呼吸道感染、运动等有关。

（2）发作时在双肺可闻及散在或弥漫性，以呼气相为主的哮鸣音，呼气相延长。

（3）上述症状可以自行缓解或治疗缓解。

（4）症状不典型者（如无明显喘息或体征）应至少具备以下一项试验阳性：①支气管激发试验或运动试验阳性。②支气管舒张试验阳性（$FEV_1$ 增加 15％以上，且 $FEV_1$ 增加绝对值＞200 mL）。③最大呼气流量（PEF）日内变异率或昼夜波动率≥20％。

（5）除外其他疾病所引起的喘息、气急、胸闷和咳嗽。

（六）支气管哮喘的鉴别诊断

哮喘的病理生理学改变包括三个特征：①气流受限，但可经支气管舒张剂治疗逆转。②气道对各种刺激的高反应性。③气流受限呈周期性或发作性。这一组功能性改变的发病机制最可能为局限于气道的炎症过程。

哮喘急性发作时，患者都会有不同程度的呼吸困难。呼吸困难的第一个症状就是气促，患者的主诉就是胸闷、憋气、胸部压迫感。症状的出现常常与接触变应原或激发因素（如冷空气、异味等）有关，也常常发生于劳作后或继发于呼吸道感染（如气管炎）之后。但任何原因引起的缺氧也可出现类似症状。由此可见，胸闷、憋气不是哮喘所特有，应该注意区别，以免导致误诊和误治。非哮喘所致的呼吸困难可见于下列几种情况。

1.慢性支气管炎和慢性阻塞性肺疾病（COPD）中的慢性支气管炎

常发生于吸烟或接触粉尘及其他刺激性烟雾职业的人，其中尤以长期吸烟为最常见的病因。因此患者多为中老年人，大多有长期咳嗽、咳痰史，每每在寒冷季节时症状加剧。一个人如果每年持续咳嗽 3 个月以上，连续 2 年，并排除其它可引起咳嗽、咳痰的原因，即可诊断为慢性支气管炎。病程较长的慢性支气管炎患者的气道也可造成气流的受限，可合并肺气肿、发生通气功能障碍，而且常易发生急性呼吸道细菌或病毒感染。慢性阻塞性肺疾病（COPD）的患者与哮喘患者一样，运动常常引起症状的发作，但两者有区别。COPD 患者一般是在运动或劳作后发生喘息和呼吸困难，而哮喘患者通常是在运动过程中症状发作或加重。

2.心源性哮喘

大多数发生于老年人，特别是原有高血压病、冠心病者，也常见于风湿性心脏病、心肌病的患者。他们的心功能太差，肺循环瘀血。这时，即使肺通气功能正常，也会因肺循环障碍，肺泡与其周围的毛细血管的气体交换不足而缺氧。急性左心功能不全(常见与急性广泛心肌梗死)还可出现喘息症状(医学上称为心源性哮喘)，特点为夜间出现阵发性呼吸困难，不能平卧，咳嗽频数，且有多量血性泡沫样痰，与哮喘有别。心源性哮喘是非常严重的病症，如治疗延误，往往危及患者生命，应紧急诊治。

3.肺癌

大部分肺癌发生于支气管腔内，肿瘤的生长增大必将导致支气管腔的狭窄，造成通气功能的障碍。位于气管腔内的癌症，对气流的影响更为严重，可以引起缺氧，使患者喘息，甚至误诊为哮喘。发生于大气道的肺癌常常引起阻塞性肺炎。当感染或肺炎形成以后，患者的气促、咳嗽、喘鸣等症状更加明显，有时还会造成混淆。但是肺癌引起的咳嗽、喘息症状往往是逐渐形成，进行性加重，常有咯血丝痰或少量血痰的现象，平喘药物治疗无效。此外，发生于气管内的正气管癌也可引起呼吸困难，但这时的呼吸困难为吸气性呼吸困难，即空气吸不进肺，而哮喘的呼吸困难是呼气性呼吸困难，即肺里的气体不容易排出。

4.胸腔积液

胸腔积液常常由结核病引起，液体积存于肺外一侧或双侧的胸膜腔内，少量的积液不会引起呼吸困难，但如果积液量较多，就可能使肺受压迫，因而出现通气和换气障碍。患者得不到足够的氧气，从而出现胸闷、气短、憋气等症状。胸腔积液与哮喘的鉴别诊断比较容易，胸部透视或摄胸部X线片就可区分。当然，两者的症状也不同。结核性胸膜炎的患者一般有发热、胸痛的症状，而哮喘患者除非合并感染，通常无发热，除非合并气胸，否则无胸痛。胸腔积液引起的呼吸困难经胸腔穿刺，积液引流以后症状很快缓解，而平喘药无效。

5.自发性气胸

病程长的哮喘患者，由于肺气肿和肺大疱的形成，偶可在哮喘急性发作时并发气胸，使呼吸困难的症状突然加重。患者和医务人员如果忽略了并发气胸的可能性，误认为是哮喘发作加剧，而反复使用平喘药物，就必将延误治疗。并发气胸时的特征是出现胸部重压感，大多为单侧性，吸气性呼吸困难，且平喘药物治疗无效。通过医师仔细地检查或者胸部X线检查即可及时做出诊断，关键在于及时检查治疗。

6.肺栓塞

肺栓塞是肺动脉被某种栓子堵住，以致血流不通的严重病症。肺栓塞的早期症状是显著的胸闷、憋气、呼吸困难，这些症状可使患者坐卧不安，极为难忍。血气分析显示明显的低氧血症，但一般肺部听不到哮鸣音，平喘药无效，这些都是与哮喘明显不同之处。进一步的确诊须借助与核素的肺通气/灌注扫描和肺动脉造影等。

# 第三节　支气管哮喘的治疗

## 一、哮喘治疗常用药物简介

哮喘治疗药物分为控制药物和缓解药物。①控制药物：每天需要长期使用的药物，主要通过抗炎作用使哮喘维持临床控制，包括吸入糖皮质激素(简称激素)、全身用激素、白三烯调节剂、长效 $\beta_2$受体激动剂(LABA，须与吸入激素联合应用)、缓释茶碱、色苷酸钠、抗 IgE 抗体及其他有助于减少全身激素剂量的药物等。②缓解药物：按需使用的药物，这些药物通过迅速解除支气管痉挛从而缓解哮喘症状，包括速效吸入 $\beta_2$受体激动剂、全身用激素、吸入性抗胆碱能药物、短效茶碱及短效口服 $\beta_2$受体激动剂等。

(一)激素

激素是最有效的控制气道炎症的药物。给药途径包括吸入、口服和静脉应用等，吸入为首选途径。

(1)吸入给药：吸入激素的局部抗炎作用强，通过吸入给药，药物直接作用于呼吸道，所需剂量较小。通过消化道和呼吸道进入血液药物的大部分被肝脏灭活，因此全身性不良反应较少。吸入激素可有效减轻哮喘症状、提高生活质量、改善肺功能、降低气道高反应性、控制气道炎症，减少哮喘发作的频率和减轻发作的严重程度，降低病死率。多数成人哮喘患者吸入小剂量激素即可较好的控制哮喘。过多增加吸入激素剂量对控制哮喘的获益较小而不良反应增加。由于吸烟可降低激素的效果，故吸烟者须戒烟并给予较高剂量的吸入激素。吸入激素的剂量与预防哮喘严重急性发作的作用之间有非常明确的关系，所以，严重哮喘患者长期大剂量吸入激素是有益的。吸入激素在口咽部局部的不良反应包括声音嘶哑、咽部不适和念珠菌感染。吸药后及时用清水含漱口咽部，选用干粉吸入剂或加用储雾器可减少上述不良反应。吸入激素的全身不良反应的大小与药物剂量、药物的生物利用度、在肠道的吸收、肝脏首关代谢率及全身吸收药物的半衰期等因素有关。通常成人哮喘患者每天吸入低至中剂量激素，不会出现明显的全身不良反应。长期高剂量吸入激素后可能出现的全身不良反应包括皮肤瘀斑、肾上腺功能抑制和骨密度降低等。吸入激素可能与白内障和青光眼的发生有关，现无证据表明吸入激素可增加肺部感染(包括肺结核)的发生率，因此伴有活动性肺结核的哮喘患者可以在抗结核治疗的同时给予吸入激素治疗。

(2)口服给药：适用于中度哮喘发作、慢性持续哮喘吸入大剂量吸入激素联合治疗无效的患者和作为静脉应用激素治疗后的序贯治疗。一般使用半衰期较短的激素(如泼尼松、泼尼松龙或甲泼尼龙等)。对于激素依赖型哮喘，可采用每天或隔天清晨顿服给药的方式，以减少外源性激素对下丘脑-垂体-肾上腺轴的抑制作用。泼尼松的维持剂量为每天$\leqslant$10 mg。长期口服激素可引起骨质疏松症、高血压、糖尿病、下丘脑-垂体-肾上腺轴的抑制、肥胖症、白内障、青光眼、皮肤菲薄导致的皮纹和瘀斑、肌无力。对于伴有结核病、寄生虫感染、骨质疏松、青光眼、糖尿病、严重忧郁或消化性溃疡的哮喘患者，全身给予激素治疗时应慎重，并应密切随访。全身使用激素不是一种经常使用的缓解哮喘症状的方法，但严重的急性哮喘是需要的，可预防哮喘的恶化、减少因哮喘而紧急入院的机会、预防早期复发、降低病死率。推荐剂量：泼尼松龙 30～50 mg/d，5～10 天。具体使用要根据病情的严重程度，当症状缓解或其肺功能已经达到个人最佳值，可以考虑停药或减量。地塞米松因对垂体-肾上腺的抑制作用大，不推荐长期使用。

(3)静脉给药：严重急性哮喘发作时，应经静脉及时给予琥珀酸氢化可的松（400～1 000 mg/d）或甲泼尼龙（80～160 mg/d）。无激素依赖倾向者，可在短期（3～5 天）内停药；有激素依赖倾向者应延长给药时间，控制哮喘症状后改为口服给药，并逐步减少激素用量。

（二）$\beta_2$ 受体激动剂

通过对气道平滑肌和肥大细胞等细胞膜表面的 $\beta_2$ 受体的作用，舒张气道平滑肌、减少肥大细胞和嗜碱粒细胞脱颗粒和介质的释放、降低微血管的通透性、增加气道上皮纤毛的摆动等，缓解哮喘症状。此类药物较多，可分为短效（作用维持 4～6 h）和长效（作用维持 12 h）$\beta_2$ 受体激动剂。后者又可分为速效（数分钟起效）和缓慢起效（30 min 起效）2 种。

(1)短效 $\beta_2$ 受体激动剂（SABA）：常用的药物如沙丁胺醇和特布他林等。

①吸入给药：吸入用短效 $\beta_2$ 受体激动剂包括气雾剂、干粉剂和溶液等，通常在数分钟内起效，疗效可维持数小时，是缓解轻至中度急性哮喘症状的首选药物，也可用于运动性哮喘。如每次吸入 100～200 μg 沙丁胺醇或 250～500 μg 特布他林，必要时每 20 min 重复 1 次。这类药物应按需间歇使用，不宜长期、单一使用，也不宜过量应用，否则可引起骨骼肌震颤、低血钾、心律失常等不良反应。压力型定量手控气雾剂（pMDI）和干粉吸入装置吸入短效 $\beta_2$ 受体激动剂不适用于重度哮喘发作；其溶液（如沙丁胺醇、特布他林、非诺特罗及其复方制剂）经雾化泵吸入适用于轻至重度哮喘发作。

②口服给药：如沙丁胺醇、特布他林、丙卡特罗片等，通常在服药后 15～30 min 起效，疗效维持 4～6 h。如沙丁胺醇 2～4 mg，特布他林 1.25～2.5 mg，每天 3 次；丙卡特罗 25～50 μg，每天 2 次。使用虽较方便，但心悸、骨骼肌震颤等不良反应比吸入给药时明显。缓释剂型和控释剂型的平喘作用维持时间可达 12 h，特布他林的前体药班布特罗的作用可维持 24 h，可减少用药次数，适用于夜间哮喘患者的预防和治疗。长期、单一应用 $\beta_2$ 受体激动剂可造成细胞膜 $\beta_2$ 受体的向下调节，表现为临床耐药现象，故应予避免。

③贴剂给药：为透皮吸收剂型。妥洛特罗，分为 0.5 mg、1 mg、2 mg 三种剂量。药物经皮肤吸收，因此可减轻全身不良反应，每天只需贴敷 1 次，效果可维持 24 h。

(2)长效 $\beta_2$ 受体激动剂（LABA）：舒张支气管平滑肌的作用可维持 12 h 以上。目前常用的吸入型 LABA 有 2 种。

①沙美特罗：给药后 30 min 起效，平喘作用维持 12 h 以上，推荐剂量 50 μg，每天 2 次吸入。

②福莫特罗：给药后 3～5 min 起效，平喘作用维持 8 h 以上，平喘作用具有一定的剂量依赖性，推荐剂量 4.5～9 μg，每天 2 次吸入。吸入 LABA 适用于哮喘（尤其是夜间哮喘和运动诱发哮喘）的预防和治疗。福莫特罗因起效迅速，可按需用于哮喘急性发作时的治疗。联合吸入激素和 LABA，具有协同的抗炎和平喘作用，可获得相当于（或优于）应用加倍剂量吸入激素时

的疗效，并可增加患者的依从性、减少较大剂量吸入激素引起的不良反应，尤其适合于中至重度持续哮喘患者的长期治疗。临床上不推荐长期单独使用 LABA 治疗哮喘，LABA 应该与吸入激素联合使用。

（三）白三烯调节剂

主要是通过对气道平滑肌和其他细胞表面白三烯受体的拮抗，抑制肥大细胞和嗜酸性粒细胞释放出的半胱氨酰白三烯的致喘和致炎作用，产生轻度支气管舒张和减轻变应原、运动和二氧化硫（$SO_2$）诱发的支气管痉挛等作用，并有一定的抗炎作用。可减轻哮喘症状、改善肺功能、减少哮喘的恶化。但作用不如吸入激素，也不能取代激素。但可减少中至重度哮喘患者每天吸入激素的剂量，并可提高吸入激素治疗的临床疗效，尤适用于阿司匹林哮喘、运动性哮喘和伴有过敏性鼻炎哮喘患者的治疗。扎鲁司特 20 mg，每天 2 次；孟鲁司特 10 mg，每天 1 次；异丁司特 10 mg，每天 2 次。

（四）茶碱

具有舒张支气管平滑肌作用，并具有强心、利尿、扩张冠状动脉、兴奋呼吸中枢和呼吸肌等作用。低浓度茶碱具有抗炎和免疫调节作用。可作为症状缓解药。

（1）口服给药：用于轻至中度哮喘发作和维持治疗。剂量为每天 6～10 mg/kg。口服控（缓）释型茶碱后昼夜血药浓度平稳，平喘作用可维持 12～24 h，尤适用于夜间哮喘症状的控制。联合应用茶碱、激素和抗胆碱药物具有协同作用。但本品与 $\beta_2$ 受体激动剂联合应用时，易出现心率增快和心律失常，应慎用并适当减少剂量。

（2）静脉给药：氨茶碱加入葡萄糖溶液中，缓慢静脉注射[注射速度不宜超过 0.25 mg/(kg·min)]或静脉滴注，适用于哮喘急性发作且近 24 h 内未用过茶碱类药物的患者。负荷剂量为 4～6 mg/kg，维持剂量为 0.6～0.8 mg/(kg·h)。由于茶碱的“治疗窗”窄及茶碱代谢存在较大的个体差异，可引起心律失常、血压下降，甚至死亡，临床上应监测其血药浓度，及时调整浓度和滴速。茶碱有效、安全的血药浓度范围应在 6～15 mg/L。影响茶碱代谢的因素较多，如发热、妊娠，抗结核治疗可以降低茶碱的血药浓度；而肝脏疾患、充血性心力衰竭及合用西咪替丁或喹诺酮类、大环内酯类等药物均可影响茶碱代谢而使其排泄减慢，增加茶碱的毒性作用，应酌情调整剂量。多索茶碱的作用与氨茶碱相同，但不良反应较轻。二羟丙茶碱的作用较弱，不良反应也较少。

（五）抗胆碱药物

吸入抗胆碱药物，如溴化异丙托品和噻托溴铵等，可阻断节后迷走神经传出支，通过降低迷走神经张力而舒张支气管。现有气雾剂和雾化溶液两种剂型。经 pM-DI 吸入溴化异丙托品气雾剂，常用剂量为 20～40 μg，每天 3～4 次；经雾化泵吸入溴化异丙托品溶液的常用剂量为 50～125 μg，每天 3～4 次。噻托溴铵为长效抗胆碱药物，对 $M_1$ 和 $M_3$ 受体具有选择性抑制作用，仅需每天 1 次吸入给药。抗胆碱药物与 $\beta_2$ 受体激动剂联合应用具有协同、互补作用，对有吸烟史的老年哮喘患者较为适宜，但对妊娠早期妇女和患有青光眼或前列腺肥大的患者应慎用。

（六）抗 IgE 治疗

抗 IgE 单克隆抗体可应用于血清 IgE 水平增高的哮喘患者，目前主要用于经过吸入糖皮质激素和 LABA 联合治疗后症状仍未控制的严重哮喘患者。

## 二、哮喘治疗原则

从理论上讲，支气管哮喘的预防比治疗更为重要，但由于哮喘的致病因素和诱发因素都非常复杂，各种因素常互相交错，而且往往是多重性的，再加上绝大多数患者还没有建立“预防为主”的坚定信念，导致预防措施难以起到主导的地位，在这种情况下，哮喘的治疗就显得尤为重要。

(1)哮喘的治疗必须规范化，任何哮喘治疗方案都应把预防工作放在首位，为此应当尽可能地让患者了解自己，了解病因，了解药物。

(2)所有患者应尽最大可能地避免接触致病因素和诱发因素，对于特应性哮喘患者，采用脱敏疗法来提高患者对变应原的耐受性，也应作为预防措施来看待。

(3)以吸入肾上腺皮质激素为主的抗感染治疗应是哮喘缓解期的首要治疗原则，以达到控制气道的慢性炎症，预防哮喘的急性发作的目的。

(4)哮喘急性发作时，治疗的关键是迅速控制症状，改善通气，纠正低氧血症。

(5)强化对基层医师的培训，对哮喘患者的医学教育是哮喘防治工作的主要环节。

## 三、哮喘治疗目标

哮喘是一种对患者及其家庭和社会都有明显影响的慢性疾病。气道炎症是所有类型哮喘的共同病理、症状和气道高反应性的基础，它存在于哮喘的所有时段。虽然目前尚无根治办法，但以抑制气道炎症为主的适当的治疗通常可以使病情得到控制。哮喘治疗的目标：①有效控制急性发作症状并维持最轻的症状，甚至无任何症状。②防止哮喘的加重。③尽可能使肺功能维持在接近正常水平。④保持正常活动(包括运动)的能力。⑤避免哮喘药物治疗过程发生不良反应。⑥防止发生不可逆的气流受限。⑦防止哮喘死亡，降低哮喘死亡率。

哮喘控制的标准如下：①最少(最好没有)慢性症状，包括夜间症状。②最少(不常)发生哮喘加重。③无须因哮喘而急诊。④基本不需要使用 $\beta_2$ 受体激动剂。⑤没有活动(包括运动)限制。⑥峰值呼气流速(peak expiratory flow，PEF)昼夜变异率低于 20%。⑦PEF 正常或接近正常。⑧药物不良反应最少或没有。

## 四、哮喘治疗方案的组成

哮喘的治疗可以根据采用不同治疗类型的可能性、文化背景、不同的医疗保健系统通过不同途径进行。一般应包括 6 个部分，如下。

(1)患者教育，并使哮喘患者在治疗中与医师建立伙伴关系。

(2)根据临床症状和尽可能的肺功能测定评估和监测哮喘的严重度。

(3)脱离与危险因素的接触。

(4)建立个体化的儿童和成人的长期的治疗计划。

(5)建立个体化的控制哮喘加重的治疗计划。

(6)进行定期的随访监护。

## 五、哮喘急性发作期的治疗

### (一)哮喘急性发作的一般治疗

一般来说,如果患者突然咳喘、胸闷、气促,而且进行性加重,平时所用的常规平喘药效果不明显时就应该到医院进一步检查,包括肺功能和血气分析等。不失时机进行治疗,以尽快缓解症状,纠正低氧血症,保护肺功能。

哮喘轻度急性发作者,可用沙丁胺醇(舒喘宁、舒喘灵)或特布他林(喘康速)气雾剂作吸入治疗,每次吸 200 μg,通常可在数分钟内起作用,也可口服 $\beta_2$受体激动剂,如特布他林(博利康尼)每次 2.5 mg,每日 3 次,通常在服药 15～30 min 起效,疗效维持 4～6 h,但心悸、震颤稍多见。如果急性发作或每天用药次数、剂量增加,表示病情加重,就需要合用其他药物,如舒弗美等。

中度哮喘急性发作者,气促明显,稍活动即气促加重,喜坐位,有时焦虑或烦躁,出汗、呼吸快、脉率达 120 次/分,喘鸣音响亮。吸支气管舒张剂后,仅部分改善症状,因此往往需要联合使用丙酸倍氯米松或布地奈德气雾剂吸入,每次 250 μg,每 12 h 或 8 h 一次,有较强的局部抗炎作用。吸入皮质激素的疗效仍不满意者,需改用口服泼尼松每次 10 mg,每日 3 次,一般用 3～4 天,然后停用口服泼尼松改用吸入皮质激素(在完全停用口服泼尼松以前即应开始辅以吸入皮质激素)。

中度哮喘急性发作者常有夜间哮喘发作或症状加剧,因此常常需要使用长效缓释型茶碱,如舒弗美 200 mg(1 片),每 12 h 一次。也可用控释型 $\beta_2$受体激动剂如全特宁每次 4～8 mg,每 12 h 一次。此外,长效 $\beta_2$受体激动剂,如丙卡特罗(美喘清、普鲁卡地鲁)每次 25 μg(小儿每次每千克体重 1.25 μg),沙美特罗(施立稳)每次吸入 50 μg,也可口服班布特罗,每晚 10 mg,能有效防止夜间哮喘发作和清晨加剧。有时可吸入可必特治疗,尤其是使用压缩空气吸入该药时效果更明显,优于单纯吸入 $\beta_2$受体激动剂。

重度急性发作或危重患者,气促更严重,静息时气促也很明显,焦虑烦躁或嗜睡,大汗淋漓,呼吸困难,呼吸>30 次/分,脉率>120 次/分,发绀,用支气管扩张剂效果不明显。此时必须立即送医院。这时吸入 $\beta_2$受体激动剂或糖皮质激素的效果均不明显,往往需在医院急诊室观察,并静脉滴注皮质激素和氨茶碱,一般还必须吸氧等。危重患者伴呼吸衰竭者还应酌情进行插管,并进行机械通气。

### (二)机械通气的适应证

哮喘患者急性重度发作,经支气管扩张剂、激素、碱剂和补液等积极治疗,大部分可得到缓解,但仍有 1%～3%病情继续恶化,发生危重急性呼吸衰竭。动脉血气分析提示严重缺氧和二氧化碳潴留伴呼吸性酸中毒,如不及时抢救,即会危及生命。这时,由于气道阻力很高,胸廓过度膨胀,呼吸肌处于疲劳状态。因此,若注射呼吸兴奋剂[尼龙刹米(可拉明)等],通气量的增加很有限,相反呼吸肌兴奋可能加重呼吸肌疲劳,氧消耗量和二氧化碳的产生也随之增多,不但效果极差,而且会适得其反,加重病情,故只有及时采用机械通气,方能取得满意疗效。

机械通气的指针是:①呼吸心跳停止。②严重低氧血症,$PaO_2$<7.98 kPa(60 mmHg)。③$PaCO_2$>6.67 kPa(50 mmHg)。④重度呼吸性酸中毒,动脉血 pH<7.25。⑤严重意识障碍,谵妄或昏迷。⑥呼吸浅而快,每分钟超过 30 次,哮鸣音由强变弱或消失,呼吸肌疲劳明显。

危重哮喘患者在机械通气时仍应当强化抗气道炎症的治疗，静脉滴入糖皮质激素是必不可少的，甚至常常需要较大剂量。在这种严重的状态下吸入支气管扩张药往往是无效的，勉强为之，有时还可增加气道阻力，加重呼吸困难。静脉使用氨茶碱是否有效，一直有争议。至于辅助机械通气的方式应根据患者的反应和血气分析的跟踪监测，及时调整。因为这时患者的气道阻力、气道内压和肺泡压显著增高，因此采用控制性低潮气量辅助呼吸（MCHV）或压力支持（PSAV）较为合理。用 MCHV 时呼吸机参数为：通气频率每分钟 6～12 次，潮气量 8～12 mL/kg，这些参数约为常规预计量的 2/3。

（三）防止特异性和非特异性因素的触发

这是一个要时刻注意的问题，即使在哮喘急性发作时也应该让患者脱离变应原的接触，如治疗药物的选择，病室环境的布置和消毒都应当在详细了解患者的过敏史和哮喘发作诱发因素后周密地安排。除了避免和清除患者所提供的明确的触发因素以外，一般来说，含乙醇的药物（如普通的氢化可的松）、来苏消毒液、挥发性杀虫剂均不宜使用。急性发作的哮喘患者更不宜安排在新装修的病室内，也不宜在其病室内摆设奇花异草。

## 六、脱敏疗法

脱敏疗法是特异性脱敏疗法的简称，是针对引起病变的过敏物质的一种治疗方法，即用变应原制成的提取液（即为浸出液），定期给对相应变应原皮肤试验阳性的患者进行注射，以刺激体内产生“封闭”抗体（又名阻断抗体）。“封闭”抗体和特异性 IgE 抗体一样，也具有识别变应原的功能。当相同变应原再次进入体内，“封闭”抗体与肥大（嗜碱粒）细胞表面的 IgE 竞争和变应原结合，然后变成复合物而被网状内皮系统清除掉，变应原和附着于肥大（嗜碱粒）细胞表面的 IgE 的结合少了，哮喘的发作也就得以避免或减轻，但有些患者的病情改善和“封闭”抗体的形成没有关系。脱敏疗法的“封闭”抗体的学说近年来已发生动摇，有些学者发现“封闭”抗体（主要是 IgG）在身体外虽证实能和特异性变应原相结合，但在体内却不能和进入黏膜的变应原相结合，且血清中“封闭”抗体并不确切反映是来源于局部的“封闭”抗体，而仅提示免疫刺激（注射变应原）的结果，只是一种免疫伴随现象，与病情改善程度缺乏相关性。因此有人认为脱敏疗法能使患者血清中的 IgE 生成受到抑制，IgE 量减少，肥大细胞不再继续致敏，病情也就得到缓解。脱敏疗法还可使释放炎性介质细胞的反应性减弱等。从而减少或阻止过敏性疾病的发作，这就叫作脱敏疗法，而这种专门配制的脱敏液即为“特异性脱敏抗原”。这种疗法目前主要用于呼吸道疾患，诸如过敏性鼻炎、支气管哮喘等。

脱敏疗法的适应证主要为：①哮喘患者对某些吸入变应原的皮肤试验阳性和（或）血清特异性 IgE 升高。②皮肤试验虽呈阴性，但病史中强烈提示由某变应原诱发哮喘或经抗原激发试验证实，或血清中查到该特异性 IgE，或者特异性嗜碱性粒细胞脱颗粒试验和组胺释放试验均呈阳性。③经一般平喘药物治疗后效果不理想，而当地已证实用某种变应原提取物做脱敏疗法有效。④对药物、食物过敏的患者，一般用避免方法而不用脱敏疗法，无法避免或不能替代者可考虑用脱敏疗法。

脱敏疗法应用于防治哮喘已历半个世纪，既往国内外多数学者持肯定态度，认为可减轻再次接触变应原后的过敏反应，甚至可长期控制哮喘发作。小儿的效果较成人显著，外源性哮喘效果更好。根据国内报道，用脱敏疗法疗程 2～4 年，成人哮喘总有效率达 79.8%，小儿哮喘总有效率为95%,2年治愈率为61.3%。一般经脱敏疗法后,哮喘病情减轻,发作次数减少,平喘药物用量也减少,皮肤敏感性下降,部分患者变应原的皮肤试验由阳性转变为阴性或反应性降低,引起休克器官的耐受性也提高。特异性IgE抗体先上升,以后下降到低于原来水平,特异性IgG升高而嗜碱性粒细胞敏感性下降。但脱敏疗法有一定的局限性,因此各国学者的评价不尽相同,有些学者对脱敏疗法的钟爱程度不高。有人认为,如果哮喘全年发作,表明气道过敏性炎症持续存在,脱敏疗法不能使之恢复,这时宜选用吸入抗过敏性炎症药物来替代本法。

# 第六章 肺栓塞

## 第一节 肺栓塞的病理、病理生理和临床表现

肺栓塞的病理生理改变取决于肺动脉内血栓在纤溶系统作用下溶解、移位、机化和血流再通的结果，而患者的基础心肺功能和神经体液反应对发病过程也有重要影响。一般肺栓塞者双肺栓塞多于单肺，多发较单发常见，右侧多于左侧，下肺多于上肺。约 70%的栓子栓塞肺动脉主干、肺叶和肺段动脉。肺栓塞发生后有可能在栓塞部位继发形成血栓也参与发病过程。肺栓塞的转归可能是血栓溶解、肺梗死，也可能因休克病情严重而死亡或慢性血栓性肺动脉高压、复发性肺栓塞。

### 一、肺栓塞的病理和病理生理

(一)肺栓塞的栓子来源

肺栓塞的栓子通常起始于腓肠肌静脉，局限于腓肠肌深静脉血栓(deep venous thrombosis，DVT)的大部分血栓较小，可自溶或退缩使血流再通，因此很少因血栓脱落发生有临床意义的肺栓塞。但是如不进行治疗，33%有症状腓肠肌 DVT 的血栓可增大并顺血流向上延伸至腘静脉、髂静脉甚至下腔静脉，引起下肢近端 DVT，或逆血流下行使管腔阻塞，下肢缺血。下肢近端 DVT 的血栓较大，很少能够自行发生完全溶解，因此容易使静脉管腔狭窄，局部血流停止形成新血栓，突入管腔内较大不稳定的新鲜血栓，如不治疗，约 50%可因血流冲击或下肢活动挤压脱落发生有症状的急性肺栓塞，因此下肢近端 DVT 是急性肺栓塞栓子主要来源。未完全溶解的 DVT，发生机化可引起静脉管腔狭窄或闭塞和静脉瓣功能不全，从而发生血栓栓塞后综合征，血栓反复形成产生复发性 DVT。上腔静脉和右心腔血栓也可是少数急性肺栓塞血栓来源，而下肢浅静脉炎因静脉管壁炎变增厚，血栓与管壁紧贴不易脱落，很少发生肺栓塞。

深静脉血栓脱落进入肺循环，从而造成肺栓塞，血栓脱落的原因现在还不十分清楚。有人认为有症状的血栓性静脉炎易发生肺栓塞。当血栓尾部漂浮在血流中，而静脉内压发生急剧变化或静脉血流量明显增加(如用力大便、劳累、长期卧床后突然活动)，均可造成血栓部分或完全脱落。血栓一旦脱落即能迅速通过大静脉和右心，阻塞肺动脉。

临床上大部分肺栓塞是由于 DVT 脱落后随血循环进入肺动脉及其分支而发生的。原发血栓部位以下肢深静脉为主，如股、深股及髂外静脉血栓。在胸、腹部手术，患脑血管意外及急

性心肌梗死的患者中因长期卧床，DVT 的发生率很高。于手术中或手术后 24～48 h 内，小腿腓肠肌的深静脉内可形成血栓，但活动后大部可消失。其中 5%～20%该处的血栓可向高位的深静脉延伸和生长，其游离端可浮悬于静脉腔内，一旦部分或整个血栓脱落，则随血流到达右心并进入肺部栓塞肺动脉。一般来说，3%～10%于术后 4～20 天内引起肺栓塞。腋下、锁骨下静脉也常有血栓形成，但来自该处的血栓仅 1%。盆腔静脉血栓是妇女肺栓塞的重要来源，多发生于妇科手术、盆腔疾患后。极少数血栓来自右心室或有心房，肺动脉内发生血栓形成更为罕见。故可以认为肺栓塞是下肢深静脉血栓的并发症，预防 DVT 是预防肺栓塞发生的最有效方法。及时监测及治疗 DVT 有可能减少肺栓塞的发生。

（二）肺栓塞的病理

肺栓塞常见为多发及双侧性的，下肺多见于上肺，特别好发于右下叶肺，达 85%。栓子可从几毫米至数十厘米，按栓子的大小和阻塞部位可分为 4 类。①急性巨大肺栓塞：均为急性发作（起病过程为几小时到 24 h），肺动脉干被栓子阻塞达 50%，相当于两个或两个以上的肺叶动脉被阻塞。当栓子完全阻塞肺动脉或其主要分支时，也称骑跨型栓塞。②急性次巨大肺栓塞：少于两个肺叶动脉受阻。③中等肺栓塞：即主肺段和亚肺段动脉栓塞。④小肺动脉栓塞：即肺亚段动脉及其分支栓塞。

肺栓塞的临床表现谱很广，取决于阻塞的肺血管床的范围及原心肺疾病的程度。将肺栓塞分成不同类型或综合征有利于临床制定治疗方案及判断预后。

1.巨大肺栓塞

肺栓塞 2 个肺叶或以上，或小于 2 个肺叶伴血压下降。通常肺循环阻塞大于 60%。常见表现为明显的呼吸困难、心动过速、有时伴有低血压、晕厥、心源性休克、心脏停搏。需鉴别的疾病包括急性心肌梗死、上腔静脉综合征、心包压塞、循环血容量减少。临床上以休克或低血压为主要表现；收缩压<90 mmHg 或收缩压下降 40 mmHg 持续 5 min 以上；除外新发生的心律失常、低血容量或败血症所致上述情况者为巨大肺栓塞。

2.次巨大肺栓塞

非巨大肺栓塞是指不符合巨大肺栓塞诊断标准的肺栓塞，在这类患者中，经超声心动图证实存在右心室收缩功能低下的亚组患者，定义为次巨大肺栓塞；这类肺栓塞在临床上可表现为以下三种类型。

（1）急性短暂性无法解释的呼吸困难和心动过速：如肺栓塞时肺循环阻塞小于 60%，则不会出现右心衰竭，因此无右心衰竭体征，心电图亦正常。如不发生肺梗死，则无胸痛，胸片和心电图无异常发现。这种情况下，临床医生必须依靠突发性呼吸急促、心动过速和焦虑不安怀疑本病。鉴别诊断包括左心衰竭、肺炎和过度通气综合征。

（2）肺出血或梗死：肺梗死通常伴胸痛，伴和不伴呼吸困难，有时有咯血。除非胸片上出现肺部浸润，否则无法确定肺梗死的诊断。通常无心力衰竭体征，肺部体检可发现湿啰音、哮鸣音、胸腔积液体征和胸膜摩擦音。

（3）无症状型或沉默性肺栓塞：10%的次巨大肺栓塞可无任何症状。

当肺动脉主要分支受阻时，肺动脉即扩张，右心室急剧扩大，静脉回流受阻，产生右心衰竭的病理表现。若能及时去除肺动脉的阻塞，仍可恢复正常，如没有得到正确治疗，并反复发生肺栓塞，肺血管进行性闭塞至肺动脉高压，继而出现慢性肺源性心脏病。肺血栓栓塞发生肺栓塞数天内，巨大的肺栓子即开始溶解，于第 10～14 天可能恢复。与 DVT 一样，因有纤维蛋白溶解系统及组织的机化，促使血管阻塞的恢复。而肺栓塞中纤维蛋白溶解系统显示栓子的溶解较静脉血栓溶解更快。但是并非所有的栓子都能溶解，这可能因内源性纤维蛋白溶解系统有损伤，或栓子进入肺血管前已发生机化，因此既不能进一步发生纤溶及机化，且有可能再反复发生栓塞。

在肺栓塞过程中，若肺动脉阻塞持续存在，使支气管动脉血流增加，在几周后，支气管动脉的旁路循环将形成。血流可同流到肺毛细血管床，从而使表面活性物的产生得到修复。以维持肺的稳定性能，并使肺不张消失。

病理检查也可发现，静脉内或肺动脉内的游离和已脱落的血栓栓子，血栓通常由红细胞和血小板在纤维网上交织而成。血栓可充满整个深静脉的管腔，血栓顺着静脉血流方向而蔓延生长。

3.肺栓塞与肺梗死的区别

肺梗死与肺栓塞是两个完全不同的概念。肺梗死是指肺组织因肺动脉血流灌注和(或)静脉流出受损，导致局部组织缺血、坏死。这种血管障碍的病理基础为血栓或栓子。肺栓塞是指血栓阻塞肺动脉或肺动脉分支所造成的病理过程，因而肺血管床发生栓塞。肺栓塞后可使肺实质发生坏死，形成肺梗死；但是也可以只有肺栓塞存在而无肺梗死。尸检证明仅有 10%～15% 的肺栓塞患者发生肺梗死。通常无心肺疾病的患者，发生肺栓塞后，很少产生肺梗死。这主要因肺组织的供氧来自 3 个方面：肺动脉系统、支气管动脉系统及局部肺野的气道。只有当支气管动脉和(或)气道受累及时才发生肺梗死，但患有慢性肺部疾病、心力衰竭、休克或恶性肿瘤时，即使小的栓子也易发生肺梗死。另外与肺血管栓塞的程度及速度也有关。

显微镜下检查也表明，急性肺栓塞时虽有肺循环阻塞，但支气管动脉吻合并不受影响，通过支气管动脉的血液供应，能维持肺实质的营养。此时肺毛细血管、肺小动脉、肺泡壁均保持正常，仅肺泡内有出血。当出血吸收后，肺组织可完全恢复正常，一旦发生肺梗死，在梗死区域肺泡或间质内出现出血性改变，肺泡腔内充满红细胞及炎性反应，肺泡壁有凝固性坏死，并累及毛细支气管和肺小动脉。临近肺组织水肿和肺不张，梗死的区域有明确的红色实质界限，范围 1～5 cm。其特征性形态呈三角形，基底部为周围肺实质，尖端指向肺门。不完全梗死时，肺泡壁不出现坏死。病痊愈后肺梗死区域内有瘢痕形成。

(三)肺栓塞的病理生理

肺栓塞发生后，肺血管被完全或部分阻塞，通向远端肺组织的血流可全部阻断或减少，肺栓塞对呼吸生理的影响及血流动力学的改变与阻塞肺血管床的多少、连累肺血管的大小、栓子的性质及患者栓塞前的心肺功能状态等有关，且与伴随的神经反射、神经体液作用有关。

1.呼吸生理的改变

(1)肺泡无效腔增大：被栓塞的区域出现有通气、无血流灌注带，造成通气/灌注失衡，无灌注的肺泡不能进行有效的气体交换，故肺泡无效腔(VD/VT)增大。

(2)通气受限：栓子释放的 5-羟色胺、组胺、缓激肽等，可引起气腔及支气管痉挛，表现为中心气道的直径减小，气道阻力明显增高，这可能是为了达到减少无效腔通气的自身稳定机制。

(3)肺泡表面活性物质的丧失:表面活性物质可以维持肺泡的稳定性。当肺毛细血管血流终止2~3 h后,表面活性物质即减少;12~15 h损伤将非常严重;血流完全中断24~48 h,肺泡可变形及塌陷,出现充血性肺不张,临床表现有咯血。

(4)低氧血症:由于上述原因低氧血症常见,并与以下原因有关。V/Q比例失调:心力衰竭时,混合静脉血氧分压明显低下(动静脉氧差增大);当肺动脉压明显增高时,原正常低通气带的血流充盈增加,使通气/灌注明显失常,严重时可出现分流。

2.循环生理的影响

(1)急性肺源性心脏病:巨大肺栓塞时血栓栓子阻塞肺动脉及其分支后,因机械阻塞作用、神经因素、血栓和肺血管产生的血管收缩因子等体液因素,以及低氧引起肺动脉收缩,肺血管床横截面积减少、肺血管阻力与肺动脉压力升高,右心室后负荷增大做功增加,右室扩大。右心衰竭发生与肺动脉阻塞程度和有否存在基础心肺疾病有关,当肺循环阻力显著增加,在右心室收缩压>50 mmHg(或肺动脉平均压>40 mmHg)时才能维持足够心排血量时,可迅速导致右心室扩大和运动幅度降低,使心排血量下降,发生急性肺源性心脏病。右心室压力中等程度升高又可导致室间隔左移,由于心包的限制,使左心室舒张期充盈功能和舒张末期容积减少,而右心室心排出量下降,左心充盈减少,使心每搏输出量下降,产生体循环低血压或休克。体循环系统低血压和右心房压升高,使冠状动脉灌注压下降,同时右心室室壁张力升高,导致右冠状动脉血流量进一步减少,特别是右心室内膜下心肌处于低灌注状态,加之肺栓塞时右室心肌耗氧增加,可出现心肌缺血,诱发心绞痛,甚至心肌梗死。原患有冠心病的肺栓塞患者更易发生右心衰竭,而心排血量急剧降低使大脑血流灌注减少,还可引起晕厥发生。

(2)血流动力学改变:肺栓塞后肺血管床立即减少,肺血管阻力和肺动脉压力增加,也使肺毛细管血流阻力增加,进而引起急性右心衰竭,心率加快,心排血量骤然降低,血压下降等。约70%的患者平均肺动脉压>20 mmHg,一般为25~30 mmHg,血流动力学的改变主要决定于以下2个方面。

①血管阻塞的范围:肺血管床丧失越多,肺动脉内血流阻力就越大,右心室负荷也越大,但肺毛细血管床的储备能力非常大,如果原来的心肺功能正常,只有当50%以上血管床被阻塞时,才出现肺动脉高压,造成右心室扩大及心排出量降低,70%的肺栓塞患者平均肺动脉压力大于20 mmHg,一般为25~30 mmHg,即使是巨大肺栓塞,平均肺动脉压力也不会超过40 mmHg。

②栓塞前心肺疾病状态:原有严重心肺疾病的患者,对肺栓塞的耐受性较差,因其肺血管床已有很大损伤,右心功能也差,肺内气体交换已受影响,一旦发生肺栓塞,肺动脉高压的程度比无心肺疾患的肺栓塞者更为显著,如慢性阻塞性肺疾病患者,一个较小的栓子即可导致患者死亡。既往有心肺疾病的患者,发生肺栓塞后其平均肺动脉压力可能超过40 mmHg。

3.神经体液介质的变化

新鲜血栓上面覆盖有多量的血小板及凝血酶,其内层有纤维蛋白网,网内具有纤维蛋白溶酶原。栓子在肺血管树内移动时,引起血小板脱颗粒,释放各种血管活性物质,如腺嘌呤、肾上腺素、核苷酸、组胺、5-羟色胺、二磷酸腺苷、血小板活化因子、儿茶酚胺、血栓素$A_2$($TXA_2$)、缓激肽、前列腺素及纤维蛋白降解产物等,均可以促使血管收缩及刺激肺的各种神经受体,包括肺泡壁上的β受体和气道的刺激受体,从而引起呼吸困难、心率加快、咳嗽、支气管和血管痉挛,血管通透性增加，同时也损伤肺的非呼吸代谢功能。血小板活化因子及血小板脂膜产生的12-脂氧化酶产物可激活中性粒细胞，释放血管活性物质及氧自由基，进一步引起血管的舒缩改变。此外，右室超负荷可导致脑钠肽、N末端脑钠肽前体及肌钙蛋白等血清标记物升高。

## 二、肺栓塞的临床表现

肺栓塞的临床症状及体征常常是非特异性的，且变化颇大，与其他心血管疾病难以区别。较小的肺血管受累时患者可能只有短暂的呼吸困难，或原有心肺疾病的忽然恶化。巨大肺栓塞患者可以猝死，或发病后数小时内死亡，开始以休克和急性右心衰竭为突出表现。肺栓塞合并肺梗死时，可有急性胸膜疼痛、呼吸困难、咯血和胸膜摩擦音。总之，肺栓塞的病状轻重虽然与栓子大小、栓塞范围有关，但不一定成正比，往往与原有心肺疾病的代偿能力有密切关系。

（一）症状

(1)呼吸困难及气短为肺栓塞最重要的临床症状，可伴发绀。呼吸困难的程度和持续时间的长短与栓子的大小有关：栓塞较大时，呼吸困难严重且持续时间长；栓塞范围较小时，只有短暂的呼吸困难或仅持续几分钟。部分患者反复发生小栓塞，可多次发生突发的呼吸困难。呼吸困难特征是浅而速，呼吸频率40～50次/分。

(2)胸痛常为钝痛，较大的栓塞可有夹板感。若表现为胸骨后压迫性痛，这可能为肺动脉高压或右心室缺血所致。冠状动脉供血不足，也常可发生心肌梗死样疼痛。有时因栓塞部位附近的胸膜有纤维素性炎症，产生与呼吸有关的胸膜性疼痛。据此可判断肺栓塞的部位。

(3)晕厥往往提示有大的肺栓塞存在，发作时均可伴脑供血不足。此时应与中枢神经系统疾病相鉴别。

(4)当有肺梗死或充血性肺不张时，可有咯血，均为小量咯血，大咯血甚少见。

(5)休克约10%患者发生休克，均为巨大栓塞，常伴肺动脉反射性痉挛，可致心排血量急骤下降，血压下降，患者常有大汗淋漓、焦虑等表现，严重者可猝死。

(6)其他如室上性心动过速、充血性心力衰竭突然发作或加重，慢性阻塞性肺部疾病恶化，过度通气等。巨大肺栓塞，常于手术后活动或大便用力时发生。患者突然发生晕厥或重度呼吸困难，随即伴发绀、休克、大汗淋漓、四肢厥冷，甚至有的患者发生室颤或心搏骤停，可突然死亡。

中等肺栓塞一般不引起突然死亡，常常反复发作，当患者原有的心肺疾病代偿功能很差时，可以产生晕厥及高血压。有些患者可并发肺梗死，此时常有发热、胸痛、咯血、咳黄痰及胸腔积液。如反复发作或多发性小栓子散在两肺时，可逐渐引起肺动脉高压，活动后气短、乏力，晚期可出现右心衰竭。

（二）体征

常见有呼吸急促、发绀、肺部啰音、哮鸣音、胸膜摩擦音、心动过速、奔马律、肺动脉第二心音亢进、血管杂音。

1.肺部体征

发生肺栓塞后因肺不张、心力衰竭，肺泡表面活性物质丧失致肺不张及肺毛细血管渗透性改变，因此常可闻及细湿啰音。神经反射及介质作用可引起小支气管的痉挛、间质水肿等，使肺部出现哮鸣音。当有胸腔积液或闻及胸膜摩擦音时，常提示有肺梗死，偶在肺部听到一连续的收缩期血管杂音，且吸气期增强，系因血流通过狭窄的栓塞部位引起湍流所致，也可发生于栓子开始溶解时。

2.心脏体征

心动过速往往是肺栓塞的唯一且持续的体征。大块肺栓塞患者，于胸骨左缘有右心室奔马律、三尖瓣关闭不全杂音，吸气时增强。心界向右扩大。肺动脉瓣区第二音亢进及分裂，当有心排出量急骤下降时，肺动脉压也下降，肺动脉第二音可不亢进。有时听到喷射性收缩期杂音。颈静脉搏动及肝颈反流征阳性。上述体征均显示有广泛肺栓塞、肺动脉高压及右心衰竭。当栓子溶解消失后，这些体征也消失。

3.下肢深静脉血栓的症状和体征

深静脉血栓（DVT）的检出是诊断肺栓塞的重要证据。

4.肺栓塞后的非特异临床表现

①发热：肺栓塞后发热较为常见，早期可有高热（＞39℃），低热可持续 1 周或 1 周以上，但是发热持续 6 日以上的患者，应小心除外其他疾病。②弥散性血管内凝血（DIC）。③急性腹痛：如有横隔胸膜炎或充血性脏器肿大时可伴有急性腹痛。④无菌性肺脓肿。⑤无症状的肺部结节。

5.慢性血栓栓塞性肺动脉高压（CTEPH）

发病率仅为 0.15％，即急性肺栓塞患者仅小部分发生 CTEPH，目前尚不能解释这种现象。推测 CTEPH 发生与下列因素有关：①盆腔静脉区反复脱落小栓子，引起反复肺栓塞，即称为沉默型反复发作性肺栓塞，常引起肺血管广泛阻塞。②经肺血管内皮细胞功能障碍，使纤溶活性降低，血栓不易被清除。③急性肺栓塞未治疗。

## 第二节 肺栓塞的实验室检查和诊断

### 一、肺栓塞的实验室检查

（一）一般项目

肺栓塞时，白细胞计数、血沉、乳酸脱氢酶、CPK、SCOT、胆红素可有升高，但对肺栓塞的诊断无特异性。而心肌酶谱明显增高，将有利于肺栓塞与急性心肌梗死的鉴别诊断。

可溶性纤维蛋白复合物（SFC）和血清纤维蛋白原降解产物（FDP）的测定：SFC 提示近期凝血酶产生。FDP 提示纤维蛋白溶酶活动性。在肺栓塞中的阳性率为 55％～75％，当二者均阳性时，有利于肺栓塞的诊断。一般肺栓塞发生 10 min 内 FDP 即升高，30～60 min 达最高值，4～7 h 维持高水平。但 FDP 的水平受肝、肾、弥散性血管内凝血的影响，血浆中游离 DNA 于发病后。1～2 天即能测得，持续约 10 天，本测定法较快速，可增加诊断的特异性及敏感性，但当患者有血管炎或中枢神经系统损伤时也出现阳性。

(二)血浆 D-二聚体

血浆 D-二聚体是交联纤维蛋白在纤溶系统作用下产生的可溶性降解产物。在血栓栓塞时,因血栓纤维蛋白溶解使血中浓度升高。血浆 D-二聚体对肺栓塞诊断的敏感度达 92%,但其特异度较低,仅为 40%～43%,在手术、创伤、急性心肌梗死、心力衰竭、妊娠、恶性肿瘤、肺炎等时也可增加,故诊断急性肺栓塞的价值有限(尤其在老年人、住院患者或手术创伤者)。血浆 D-二聚体测定的主要价值在于能排除肺栓塞。低度可疑的肺栓塞患者首选用 ELISA 法定量测定血浆 D-二聚体,若低于 500 μg/L 可排除肺栓塞;高度可疑肺栓塞的患者此检查意义不大,因为对于该类患者,无论血浆 D-二聚体检测结果如何,都不能排除肺栓塞,均需进行肺动脉造影等手段进行评价。另外,D-二聚体也是帮助判断是否发生 DVT 复发,以及溶栓疗效的生化标记物。

(三)动脉血气分析及肺功能

1.血气分析

发生肺栓塞后常有低氧血症,故血气分析是诊断肺栓塞的筛选性指标。肺栓塞时 $PaO_2$ 平均为 8.3 kPa(62 mmHg),仅有 9%肺栓塞患者显示 $PaO_2$ 大于 10.7 kPa(80 mmHg)。原有心肺疾病的患者发生肺栓塞后,其 $PaO_2$ 更低。临床上应以患者就诊时卧位、未吸氧、首次动脉血气分析的测量值为准,特点为低氧血症、低碳酸血症、肺泡动脉血氧分压差[$P_{(A-a)}O_2$]增大及呼吸性碱中毒。因为动脉血氧分压随年龄的增长而下降,所以血氧分压的正常预计值应按照公式 $PaO_2$(mmHg)＝106－0.14×年龄(岁)进行计算。

2.肺泡动脉血氧分压差

[$P(a)O_2$]梯度的测定较 $PaO_2$ 更有意义,因肺栓塞后,常有过度通气,因此 $PaCO_2$ 降低,而肺泡气的氧分压增高,$P_{(A-a)}O_2$ 梯度明显增高。当 $P_{(A-a)}O_2$ 梯度和 $PaCO_2$ 正常,可作为排除肺栓塞的依据之一。

3.生理无效腔增大

即无效腔气/潮气量比值(VD/VT)在栓塞时增高。当患者无限制性或阻塞性通气障碍时,VD/VT＞40%,提示肺栓塞可能。VD/VT＜40%、临床上又无肺栓塞的表现,可排除肺栓塞。发生肺栓塞后肺内分流量(Qs/QT)增加。

(四)心电图检查

心电图主要表现为急性右心室扩张和肺动脉高压。心电图检查显示心电轴显著右偏、极度顺钟向转位、不完全或完全性右束支传导阻滞及有典型的 SIQⅢTⅢ波型(Ⅰ导联 S 波深、Ⅲ导联 Q 波显著和 T 波倒置),有时出现肺性 P 波,或肺-冠状动脉反射所致的心肌缺血表现,如 ST 段抬高或压低的异常。常于起病后 5～24 h 出现,大部分在数天或 2 周后恢复。有上述心电图变化的仅只有 26%的患者。大多数患者心电图正常,或仅有非特异性改变。因此,心电图正常,不能排除本病。心电图检查也是鉴别急性心肌梗死的重要方法之一。

(五)胸部 X 线表现

由于肺栓塞的病理变化多端,所以胸部 X 线表现也是多样的,疑肺栓塞的患者应连续做胸部 X 线检查,90%以上的患者出现某些异常改变。如正常也不能除外肺栓塞,常见改变如下。

1.浸润阴影

由肺出血、水肿造成，为圆形或密度高低不等的片状影，呈非节段性分布，多数分布于两肺下叶，以右侧多见，并好发于后基底段。浸润阴影一般数天内可消失。

2.局限性或普遍性肺血流减少

当一个较大的肺叶或肺段动脉栓塞时，X线表现为阻塞区域的肺纹理减少，以及局限性肺野的透亮度增加。若是多发性肺动脉有小的肺栓塞时，可引起普遍性肺血流量减少，因此显示肺纹理普遍性减少和肺野透亮度的增加。

3.肺梗死时的X线表现

一般于栓塞后12 h至一周出现突变阴影，典型的形态为楔状或截断的圆锥体，位于肺的外周，底部与胸膜相接，顶部指向肺门，以下肺肋膈角区多见。常见的实变阴影呈团块状或片状，大小不一，宽3～5 cm，也可很小，或大至10 cm左右，阴影常见多发的，可同时发生，也可不同时发生。少数可形成空洞，若并有细菌感染，可形成脓疡。梗死的病灶消退较缓慢，平均需20天，有时可长达5周，并残留条索状纤维瘢痕。

4.肺动脉高压征象

由于较大的肺动脉或较多肺动脉分支发生栓塞时，使未被栓塞的肺动脉内血流量突然增加，高度充血及扩张。尤其在连续观察下，若右下肺动脉逐渐增粗，横径＞15 mm，则诊断意义更大。一般扩张现象在发病后24 h出现，2～3天达最大值，持续1～2周，另一个重要征象是外围的肺纹理突然变纤细，或突然终止，如残根样。如主肺动脉呈“鼠尾”状，则提示肺动脉内有机化的栓子存在。

5.心脏改变

一般少见，只有广泛的肺小动脉栓塞时，才有急性肺源性心脏病改变，如右侧心影扩大，伴上腔静脉及奇静脉增宽。

6.一侧或双侧横膈抬高及胸膜反应

发生肺栓塞后患侧膈肌固定和升高较为有意义，可有胸膜增厚、粘连或少量胸腔积液；有时有盘状肺不张。

（六）CT和磁共振

1.影像学技术的进展

近年来应用的螺旋CT和电子束（超高速）CT，明显提高了扫描的时间分辨率，后者达毫秒级，前者可做一次屏气（15～20 s，必要时可缩短至10 s）的胸部体积（自肺尖至横膈）扫描，以快速法注入造影剂，效果更好。以造影增强CT可显示右、左肺动脉及其分支的血栓栓塞，表现为腔内“充盈缺损”。造影剂一次性快速注射后，进行肺动脉动态扫描可观察肺循环的血流动态变化，可能有助于肺栓塞的诊断。

螺旋CT可有效地显示中心性血栓栓塞（至肺段支），Ⅱ段支以远小分支则限度较大。一般CT扫描技术和诊断分析上约有4%和10%的失误。电子束CT能有效地消除运动伪影，对呼吸困难患者的血栓栓塞的诊断更有帮助。管腔内中心或偏心性“充盈缺损”及“截断”性阻塞，为增强CT表现。目前多排CT（multidetector computed tomography，MDCT），即4、8、16和64“排”（detector row）CT的出现，能够在短暂的单次憋气时间内，做1 mm或1 mm以下的扫描，而且可以进行二维或三维成像。因而,大大改善了肺栓塞的诊断。

磁共振(MRI),以心电门控的自旋回波(SE)技术可显示主肺、左右肺动脉及较大分支的血栓栓塞。不同心动周期均可见中、高信号的结节或条块状影,第一和第二回波图像,上述中、高信号区亦无变化。肺动脉高压所致的缓慢血流,舒张期也可出现中、高信号。但该区与收缩期的不同时期信号强度和形态均有变化,第二同波较第一同波图像信号强度进一步增高,从而可与腔内血栓栓塞鉴别。

MRI 快速成像,正常血流腔隙呈高信号,对显示肺动脉及主要分支的“充盈缺损”对肺栓塞的诊断更为明显。但这两种 MRI 技术对观察肺内分支均有限度。近年磁共振肺血管造影(HRPA)进展迅速,应用时间飞跃(TOF)和相位对比(PC)的成像技术,可以显示肺动脉及其分支,分辨率也有提高。但缺少显示段以远分支以及血栓栓塞的研究报告。

CT 和 MRI 均有助于显示继发性肺动脉高压所致的右心室壁肥厚和扩大,MRI 不需对比肺血栓栓塞增强为其优点。

2.CT 肺动脉造影(CTPA)

CTPA 的临床应用在肺栓塞的诊断过程中出现了一个革命性变化。CTPA 应用日益普遍,已逐渐取代其他影像学检查。研究表明 CTPA 优于通气/灌注扫描。CTPA 的定量分析与肺栓塞的临床严重程度相关性很好。如果临床上能除外肺栓塞,那么 CTPA 也能有助于诊断其他疾病。CTPA 检查时,从静脉注入造影剂(非离子碘水溶液优维显),12～15 s 后主动脉弓到膈上方进行扫描,3～4 min 后检查腓肠肌至膈肌下缘,无须再从静脉注入造影剂;通常一次检查同时获知肺动脉情况(CTPA)和深静脉情况(CTV),从而简化诊断过程,提高肺栓塞和 DVT 的诊断率。一般而言,CTPA 创伤小,除碘过敏者外,几乎所有患者均能耐受该检查,特别是急诊和重症患者,也适合于老年和儿童患者。研究表明,16 排螺旋 CT 能很好显示腓肠肌静脉、髂静脉和下腔静脉内血栓,并可以评价下腔静脉滤网情况。CTPA 的特异性 99%,敏感性 86%。

肺栓塞的直接 CTPA 征象为:①部分性血栓栓塞,血栓游离于血管腔内,周围有造影剂环绕,在 CT 扫描图上呈圆形低密度影,如与扫描层平行可呈轨道状充盈缺损,在斜行时呈偏心缺损,此种表现多为急性肺动脉栓塞。②完全性血栓栓塞,其远端血管不显影,管腔被栓子完全阻塞呈杯口状、不规则的圆杵状或斜坡状。③环状附壁血栓,表现为附壁性充盈缺损,栓子的内侧呈环形凹向或凸向血流,血栓附着于血管壁上,与血管呈钝角,尤其好发于血管分叉处,为亚急性或慢性栓塞表现。

肺栓塞的 CTPA 间断征象为:①肺梗死,表现为楔形高密度影,周围边缘呈磨玻璃样渗出,尖端与相应阻塞的肺动脉相连,基底靠近胸膜。②肺动脉高压,中心肺动脉扩张。③肺动脉栓塞部位明显扩张,这在肺窗内较易分别,周围分支显著纤细,构成“残根征”。④心脏增大,右心房和右心室扩大、右心功能不全。⑤胸腔积液多发生于肺梗死同侧。

与同位素扫描相比较,CTPA 的优点如下:①检查迅速。②在肺栓塞除外后,能提供其他诊断。③较容易安排进行紧急检查,在怀疑有肺栓塞的患者中 CTPA 可作为首选影像学检查方法。④质量高的 CTPA 检查,如果阴性,可以不再需要做其他检查,也不需要进行肺栓塞的临床治疗。⑤CTPA 能可靠地诊断巨大肺栓塞。

在临床应用中,CTPA 应结合患者临床可能性评分进行判断。低危患者如果 CT 检查结果正常，即可排除肺栓塞；对临床评分为高危的患者，CTPA 结果阴性并不能除外单发的亚段肺栓塞。如 CT 显示段或段以上血栓，能确诊肺栓塞，但对可疑亚段或以远血栓，则需进一步结合下肢静脉超声、肺通气灌注扫描或肺动脉造影等检查明确诊断。

(七)超声心动图的应用

超声心动图在提示诊断、预后评估及除外其他心血管疾患方面有重要价值。超声心动图可提供肺栓塞的直接征象和间接征象。直接征象能看到肺动脉近端或右心腔血栓，但阳性率低，如同时患者临床表现符合肺栓塞，可明确诊断。间接征象多是右心负荷过重的表现，如右心室壁局部运动幅度下降，右心室和(或)右心房扩大，三尖瓣反流速度增快，以及室间隔左移运动异常，肺动脉干增宽等。

1.肺栓塞的基本超声改变(间接征象)

由于超声不能显示肺组织，因此不能评价肺组织的灌注状态。通常肺栓塞者有下列改变。

(1)心腔内径改变：有心增大尤以右心室(RV)增大显著，发生率为 67%～100%。左心室减小(38%)，多数病例的左心室(LV)前后径小于 40 mm，反应肺栓塞后造成的左心充盈不良。RV/LV 的比值明显增大。多个图像均可观察，尤以胸骨左缘左室长、短轴与心脏水平长轴较好，在这些断层上，可对右心室的负荷量增大与左心室的充盈不良作对比性分析。

(2)室壁运动异常：室间隔运动异常(42%)，表现为左心室后壁的同向运动，其幅度显著大于其他原因造成的室间隔的异常运动，随呼吸变化幅度增大；右心室游离壁功能异常，与原发性肺动脉高压时各段室壁运动均减低不同，呈节段性分布，通常累及右心室中段。应采用胸左及剑突下显示右心室为主的断层观察。

(3)三尖瓣扩张伴少至中量的三尖瓣反流：彩色多普勒检出率高，可根据反流束在右心房的分布范围确定反流程度。

(4)肺动脉高压：M 型超声示肺动脉瓣曲线 a 波浅至消失，CD 段切迹；二维图像上肺动脉增宽，瓣关闭向右室流出道膨凸；采用三尖瓣反流的多普勒频谱测得反流压差，加上右房压得到右室收缩压，也即肺动脉收缩压。

2.肺栓塞的直接征象

对于肺栓塞，超声诊断的直接依据应是检出肺动脉内栓子。直接检出肺动脉内栓子并评估其位置、阻塞程度累及范围有利于制定治疗方案，但超声心动图检出率较低，主要原因：①经胸超声仅能显示左、右肺动脉主干不能显示其远端分支，位于叶、段动脉内的血栓无法观察。②若病例新鲜陈旧血栓混合，新鲜血栓同声若趋近于无同声区时不能识别，在肺栓塞的病例，采用右心声学造影，从外周静脉血管(一般采用左上肢肘正中静脉)快速注射声学对比剂如二氧化碳制剂，观察肺动脉及其主要分支的充盈状态，通过充盈缺损可勾画血栓区域以提高诊断敏感性。但由于肺栓塞者血栓位于主肺动脉及左右主干者少，仍不能提高叶与段动脉内血栓的检出率。

检出有心内血栓或其他占位性病变：在栓子进入肺动脉前先进入右心房、室或原本就起源于右心。当具备上述间接征象者，检出右心异常团块，可做出肺栓塞的明确诊断。

## 二、肺栓塞的诊断和鉴别诊断

肺栓塞的诊断比较困难，诊断过程中应注意以下几点。

(一)重视发生肺栓塞的可能情况

①注意肺栓塞的危险因素:如外科手术、分娩、骨折、长期卧床、肿瘤、心脏病(尤其合并心房纤颤)、肥胖及下肢深静脉炎等,出现下肢无力、静脉曲张、不对称性下肢水肿。②警惕原有疾病突然变化,不能解释的呼吸困难加重、胸痛、咯血、发绀、心律失常、休克、昏厥、发作性或进行性充血性心力衰竭、慢性阻塞性肺疾病恶化、手术后肺炎或急性胸膜炎等症状。③不能解释的低热、血沉增快、发绀、黄疸。④心力衰竭时对洋地黄制剂反应不好。⑤胸部 X 线片有圆形或楔形阴影,原因不明的肺动脉高压及右室肥大。

由于上述表现均为非特异的,但是,这些不能解释的临床现象如果伴有肺栓塞的高度可能性,可以预测肺栓塞的可能,从而进行必需的实验室检查程序(表 6-1)。

**表 6-1　临床上考虑肺栓塞可能的因素高度**

| | |
|---|---|
| 高度(80%～100%) | 存在危险因素<br>存在不能解释的呼吸困难、心动过速或胸膜性胸痛 |
| 中度(20%～79%) | 存在不能解释的影像学异常或气体交换异常 |
| 低度(1%～19%) | 既不是高度或低度临床可能性<br>不存在危险因素<br>虽然有呼吸困难、心动过速或胸膜性胸痛的存在,但是临床上可以解释这些现象<br>虽然有影像学异常或气体交换异常的存在,但是可由另一种临床原因所解释 |

(二)临床和实验室诊断程序

1.常规检查

如胸片、心电图、血气分析、血液生化试验等检查,可为部分患者排除肺栓塞的诊断,确诊为其他心肺疾病。

2.CTPA、肺灌注和通气显像

如检查结果正常,则可排除肺栓塞。如肺灌注和通气显像不正常,可根据肺栓塞诊断的前瞻性研究(PIOPED)标准进行判断。如不能诊断,可做下肢静脉血管造影(CV)、IPG、DUS 等以辅助诊断肺栓塞。

3.肺动脉造影

经 CTPA、V/Q 显像后,还不能确诊的可疑患者应行肺动脉造影,可使其中 15%～50%得到肺栓塞的诊断。疑巨大肺栓塞者或伴有明显的低氧血症和(或)低血压时,可直接做肺动脉造影。

通常肺动脉造影是诊断肺栓塞的重要措施。但合理应用非创伤性诊断方法,如 D-二聚体测定、下肢静脉超声、CTPA 和肺通气/灌注显像,结合临床表现,可减少肺动脉造影的需求。

(1)非巨大肺栓塞的诊断程序怀疑肺栓塞时:应首先快速检测 D-二聚体,如$<500\ \mu g/L$,可基本排除肺栓塞;如$>500\ \mu g/L$,继续行下肢静脉超声检查,如有深静脉血栓形成,即可开始抗凝治疗;如下肢静脉超声检查无明显异常,应行肺通气和灌注显像,结果正常或接近正常者,不予治疗,肺栓塞高度可能者,可做超声心动图检查,以观察右心室功能,并采取合理治疗(溶栓或抗凝);不能确诊者,应行肺动脉造影检查。目前已应用 CTPA 来替代肺通气、灌注显像和(或)肺动脉造影。但 CTPA 对肺段以下栓塞诊断有困难,需参考核素肺通气和灌注扫描结果综合分析。

(2)巨大肺栓塞的诊断程序:怀疑巨大肺栓塞时,由于存在休克或低血压,病情危重,应首先行超声心动图检查,如为巨大肺栓塞,可显示肺动脉高压及右心室超负荷的征象;并可排除其他心血管疾病,如心脏压塞或主动脉夹层瘤。高度可疑肺栓塞患者,可仅依据超声心动图结果行溶栓治疗。若患者病情稳定,应根据患者原有无心肺疾病情况选择肺通气和灌注显像和(或)CTPA 血管造影检查(包括电子束 CT、螺旋 CT 或 MDCT 检查),以明确诊断。

(三)肺栓塞病因的诊断

DVT 和肺栓塞是不可分割的整体,DVT 是肺栓塞最主要的血栓来源及肺栓塞发生的主要标识。因此对每个疑诊肺栓塞患者,需同时寻找肺栓塞的发生原因,不管患者有无 DVT 症状、体征均应进行下肢 DVT 检查,这对于确诊肺栓塞及明确栓子来源有重要价值(反之,当患者有 DVT 时也应该同时检查有无肺栓塞),对指导治疗评价预后也有重要意义。应对 DVT 类型、严重程度、病程以及与肺栓塞发病的联系做出评价,对经积极寻找仍不能明确由已知易栓症或其他继发性 VTE 危险因素引起的肺栓塞-DVT 称为特发性 VTE(idiopathicvenous thrombembolism,IVTE),这是一种慢性疾病状态,应警惕 IVTE 患者有否潜在恶性肿瘤发生可能,注意筛查。

(四)鉴别诊断

由于肺栓塞的临床表现非特异性,与其他许多疾病的临床表现相类似,因此对临床已发现的可疑患者必须做进一步的鉴别诊断。

1.冠状动脉供血不足

约 19%的肺栓塞患者可发生心绞痛,原因如下:①巨大栓塞时,心输血量明显下降,造成冠状动脉供血不足,心肌缺血。②右心室压力升高,冠状动脉中可形成反常栓塞(或矛盾栓塞)。所以诊断冠状动脉供血不足时,如发现患者有肺栓塞的易发因素时,则需考虑肺栓塞的可能性。此外,急性肺栓塞部分患者的心电图因肢体导联出现 ST-T 改变,广泛性 T 波倒置或胸前导联呈“冠状 T”,同时存在气短、胸痛,并向肩背部放射,在血清心肌酶不升高或轻度升高时,也易被误诊为冠心病、心绞痛。

临床上急性肺栓塞和急性心肌梗死的临床表现相似,都可有剧烈胸痛、休克,甚至猝死,血清 CK、CK-NIB 升高,而且心电图常出现类似急性非 Q 波性心肌梗死图形,舌下含服硝酸甘油症状不能缓解,32%患者血浆肌钙蛋白升高,所以肺栓塞极易被误诊为急性非 Q 波性心肌梗死。但心绞痛或心肌梗死多有冠心病或高血压病史,年龄较大,心肌梗死的心电图呈特征性动态演变过程,即面向梗死区导联出现异常 Q 波、ST 段抬高、T 波倒置,呼吸困难不一定明显。

2.肺炎

可有与肺梗死相似的症状和体征,如呼吸困难、胸痛、咳嗽、咯血、心动过速、发热、发绀、低血压,胸部 X 线片表现也可相似。临床上当急性肺栓塞患者有咳嗽、咯血、呼吸困难、胸膜炎样胸痛,胸片出现肺部阴影,尤其合并发热时,极容易误诊为肺炎。但肺炎有高热、咳脓性痰、寒战、脓痰、菌血症等,并有相应肺部和全身感染的表现,如外周血白细胞增多、痰涂片及培养病原体阳性,抗感染治疗有效。而急性肺栓塞患者往往有发生 VTE 的危险因素,可发现 DVT 和呼吸循环系统的相应异常表现。

3.胸膜炎和其他原因所致胸腔积液

约 1/3 的肺栓塞患者可发生胸腔积液，易被诊断为结核性胸膜炎。结核引起的胸腔积液，患者常有低热、盗汗、结核菌素皮肤试验呈强阳性；而并发胸腔积液的肺栓塞患者缺少结核病的全身中毒症状。此外，急性肺栓塞患者出现胸腔积液时还需与其他原因胸腔积液鉴别，如细菌性、恶性肿瘤及心力衰竭。细菌性胸液白细胞计数增多，常伴肺炎；恶性肿瘤性胸液可找到癌细胞，多伴有原发性肿瘤。通常急性肺栓塞胸液多为血性渗出液（少数也可因为右心功能不全引起的漏出液），少或中等量，1～2 周可自然吸收，胸片显示有吸收较快的肺部浸润阴影或肺动脉高压征象，临床表现有胸痛、咯血、呼吸困难或有下肢 DVT。一旦考虑到急性肺栓塞就不难与其他原因胸腔积液鉴别。

4.血管神经性晕厥

急性肺栓塞发生晕厥常被误诊为血管神经性晕厥或其他原因所致晕厥。单纯性晕厥多见于体质瘦弱的女性，多有诱因及前期症状，容易在炎热拥挤的环境及疲劳状态下发生；排尿性晕厥多见于年轻男性，发生在排尿时或排尿后；咳嗽性晕厥多见于存在慢性肺病的中老年男性；心源性晕厥多有心脏病史，晕厥发生突然，发作时心电图呈心动过缓、心室扑动或室颤甚至停搏。对不明原因晕厥者应注意询问有无发生 VTE 的危险因素，有无下肢 DVT 和低氧血症，应警惕急性肺栓塞的发生。

5.主动脉夹层动脉瘤

多有高血压史，起病急骤，疼痛呈刀割样或撕裂样，较剧烈，可向下肢放射，与呼吸无关，发绀不明显，病变部位有血管杂音和震颤，周围动脉搏动消失或两侧脉搏强弱不等。胸部 X 线片常显示纵隔增宽，心血管超声和胸部 CT 造影检查可见主动脉夹层动脉瘤征象。

6.急性心脏压塞症状

与急性肺栓塞相似，但体格检查有心浊音界扩大，心音遥远，可出现颈静脉怒张，肝颈静脉反流征阳性；心电图肢导（ECG）呈低电压、普遍性 ST 段弓背向下抬高、T 波改变；超声心动图（UCG）见心包积液。

7.特发性肺动脉高压

多见于生育期女性，可有肺栓塞相似症状，但多呈慢性病程，亦无下肢 DVT，CTPA 肺动脉主干及左右分支明显扩大，管壁光滑，无充盈缺损狭窄或缺支改变，也无肺动脉截断征象，肺灌注显像通常正常或缺损区呈弥漫性稀疏，肺动脉造影显示肺动脉呈“剪枝样”改变。UCC 可显示有心室肥厚、扩大。

8.高通气综合征

又称焦虑症，多见于年轻女性，一般情况好，无器质性病变，常有精神心理障碍，情绪紧张为诱因。表现为发作性呼吸困难，全身不适，过度通气，$PaCO_2$降低，呈呼吸性碱中毒，心电图有时可有 T 波低平或倒置等。症状可自行缓解，但可反复发生。

（五）肺栓塞的严重程度分层

肺栓塞需要根据病情严重程度进行相应的治疗，因此必须迅速准确地对患者进行危险度分层，为制定相应的治疗策略提供重要依据。危险度分层主要根据临床表现、右室功能不全征象、心脏血清标记物（脑钠肽、N 末端脑钠肽前体和肌钙蛋白等）进行评价。

1.休克和低血压

在急性肺栓塞中,休克和低血压是早期死亡的主要危险性标记。低血压定义为收缩压<90 mmHg或血压下降超过 40 mmHg 至少持续 15 min。此类急性肺栓塞患者可发生晕厥和心脏停搏,具有相当高的死亡风险,需立即积极处理。除此之外,还要考虑到右心室功能不全、右心室及近端静脉腔内存在着漂浮血栓而发生再次栓塞的严重性。

2.超声心动图

超声心动图提示发现右心室功能不全。研究发现合并右心室功能不全的患者,其病死率增加 2 倍。另外,如果肺栓塞患者的超声心动图检查正常,则临床预后相对较好,其病死率小于1%。然而,目前超声心动图的右心室功能不全的标准还不完全相同,应该包括右心室扩张、运动功能减退、RV/LV 直径比例的增加、三尖瓣反流速度的增加等。由于缺乏超声心动图关于右心室功能不全的定义,所以只有超声心动图检查完全正常时,才可以考虑肺栓塞的死亡风险较低。除了右心室功能不全之外,超声心动图还能够发现其余 2 项特异的指标,也能提示肺栓塞的死亡风险程度。即:通过未闭卵圆孔产生右向左的分流和右心室栓子的存在。超声心动图可提供急性肺栓塞的直接和间接征象。直接征象为发现肺动脉近端或右心腔血栓,如同时临床表现疑似急性肺栓塞,可明确诊断,但阳性率低。间接征象多是有心负荷过重的表现,如有心室壁局部运动幅度下降,右心室和(或)右心房扩大,三尖瓣反流速度增快以及室间隔左移,肺动脉干增宽等。

3.CT 提示右心室扩张

研究发现,64%的肺栓塞患者 RV/LV 直径比例>0.9。经过其他危险因素调整,例如:肺炎、癌症、COPD 和年龄等,RV/LV 的危险比例>0.9 时,30 日内预计死亡可能为 5.17%。

4.脑钠肽(BNP)或 N 末端脑钠肽前体(NT-proBNP)升高

急性肺栓塞时,BNP 和 NT-proBNP 反映了右心室功能不全和血流动力学损伤的严重程度。BNP 和 NT-proBNP 为右心室功能不全的指标。BNP 和 NT-proBNP 浓度的升高与预后不良相关,而 BNP 和 NT-proBNP 浓度较低则提示患者预后较好。

5.右心室功能不全的其他指标

临床上颈静脉怒张是肺栓塞患者右心室功能不全的可靠指标。其余临床征象,如三尖瓣反流杂音和右心室奔马律较为主观,可能造成误导。右心室负荷增加的 ECC 改变,如 $V_1 \sim V_4$ 导联 T 波的倒置、$V_1$ 导联出现 QR 波、典型的 S1Q3T3 波形等是有用的,但缺乏敏感性。右心室导管能够直接测定右心室充盈压和心排血量,但不推荐用于急性肺栓塞的危险程度分层。

6.心肌损伤的标记物

①心肌肌钙蛋白:死于巨大肺栓塞的患者,尸体解剖发现右心室跨壁梗死,肺栓塞时心肌肌钙蛋白升高,其升高水平与患者的死亡风险相关,住院患者肌钙蛋白 T 阳性时,其病死率为44%,与之相比,肌钙蛋白 T 阴性时,死亡率为 3%,血流动力学稳定的患者,其亚组分析也表明,如果肌钙蛋白增加伴有死亡风险的增加。②心肌脂肪酸结合蛋白(heart type fatty acid binding protein,H-FABP):为心肌损伤的早期标记物,优于肌钙蛋白,可以早期预测肺栓塞相关的致病率。

## 第三节　肺栓塞的治疗

肺栓塞治疗的总体目标是消除肺血管栓塞，缓解因栓塞所致的临床症状，恢复或维持足够的循环血容量，防止血栓栓塞性肺动脉高压，并预防肺栓塞再发，从而帮助患者度过急性期，降低死亡率。肺栓塞的治疗应个体化，因人而异，肺栓塞的治疗应建立在肺栓塞栓子的大小和患者病情危险分层的基础上，并考虑肺循环阻塞范围、程度大小等多种因素。治疗应有适当的实验室检查依据，要有一定的实验室监测手段。但是，任何高度或中度可疑肺栓塞的患者，在实验室检查前即可给予肝素抗凝治疗。因为肺栓塞并发的危险性要超过抗凝治疗并发症的危险性。

### 一、一般处理

（一）监护和对症治疗

由于急性肺栓塞80%死亡在发病后2 h内，因此需对危重者应及时紧急抢救，争取病情缓解。对高度疑诊或确诊急性肺栓塞的患者，应进行严密监护，监测呼吸、心率、血压、心电图及血气的变化，对巨大肺栓塞患者可收入ICU病房，如果准备溶栓应避免有创检查及穿刺部位出血；对于疑诊或确诊的下肢近端DVT患者为防止栓子再次脱落，要求绝对卧床2～3周，保持大便通畅。尤其应避免患者突然用力，例如在大便时，由于腹腔压力突然增高，易使深静脉血栓脱落。必要时可酌情给予通便药或做结肠灌洗。有低氧血症的肺栓塞患者，采用经鼻导管或面罩吸氧纠正，对存在低心输血量者，应给予持续面罩或鼻导管吸氧，吸入氧浓度应使血氧饱和度90%以上为宜。对于有焦虑和惊恐症状的患者应予安慰并可适当使用镇静剂及小剂量抗焦虑药；胸痛者可予镇痛剂，可给予吗啡、哌替啶；对于发热、咳嗽等症状可给予对症治疗。下肢或上肢DVT伴有持续水肿或疼痛可抬高患肢用芦丁、弹力绷带或梯度压力袜缓解症状。为预防肺部感染和治疗静脉炎可用抗生素。

（二）呼吸循环支持治疗

为减低迷走神经兴奋性，防止肺血管和冠状动脉反射性痉挛，可静脉内注射阿托品0.5～1 mg。如有休克应予补液，最好在床边用漂浮导管监测中心静脉压，防止肺水肿。对于临床表现提示肺动脉高压和急性肺源性心脏病，合并低血压或休克的患者，可给予有肺血管扩张作用和正性肌力作用的多巴酚丁胺3.5～10 μg/(kg・min)和多巴胺5～10 μg/(kg・min)，以增加心排血量及降低肺血管阻力。也可应用多巴胺200 mg加入500 mL溶液内静脉滴注，开始速率为2.5 mg/(kg・min)，以后调节滴速，使收缩压维持在90 mmHg。若出现血压下降，可增大剂量或使用其他血管加压药物，如间羟胺、去甲肾上腺素0.2～2.0 μg/(kg・min)或肾上腺素，迅速纠正引起低血压的心律失常，如心房扑动、心房颤动等。维持平均动脉血压大于80 mmHg，心排血指数>2.5 L(min・$m^2$)及尿量>50 mL/h，同时积极进行抗凝或溶栓治疗。右旋糖酐40也可作为主选的扩容剂，而且还具有抗凝，促进栓子溶解和降低血小板活性。但液体支持治疗的作用仍存在着争议，一般不应超过500 mL。一般避免应用利尿剂和血管扩张剂。

3.机械通气

肺栓塞患者通常通过鼻导管吸氧即可纠正低氧血症，很少需要机械通气。如需机械通气，应注意避免机械通气对血流动力学的影响。机械通气所致的胸腔内正压可使巨大肺栓塞患者的静脉回心血量减少，并加重右心衰竭。可应用小潮气量（7 mL/kg），并适当予以液体负荷。当合并严重的呼吸衰竭时，可使用经鼻（面罩）无创性机械通气或经气管插管机械通气治疗。应避免做气管切开，以免在抗凝或溶栓过程中局部大量出血。应用机械通气中需注意尽量减少正压通气对循环的不利影响。

## 二、抗凝治疗

绝大多数急性肺栓塞和 DVT 可以应用抗凝治疗，使病死率小于 5%，抗凝治疗的出血发生率仅为溶栓治疗的四分之一，而且医疗费用较低廉，因此是急性肺栓塞和 DVT 的基本治疗方法。

抗凝治疗能防止新的血栓形成、血栓进一步扩大和栓塞的复发，加速内源性纤维蛋白溶解，防止纤维蛋白及凝血因子的沉积，使已经存在的血栓缩小甚至溶解，但不能直接溶解已存在的血栓。肺动脉栓塞经抗凝治疗 1～4 周，肺血栓可被溶解 25%，4 个月后为 50%。主要抗凝药物有普通肝素、低分子量肝素和华法林；单纯抗血小板药物的抗凝作用，尚不能满足肺栓塞或 DVT 的抗凝要求。

近期两项纳入 1224 例患者的临床试验结果显示，标准口服抗凝治疗结束后，长期阿司匹林治疗可使无诱因 DVT 或急性肺栓塞患者复发风险降低 30%～35%。虽然降低复发风险的效果不及口服抗凝剂的一半，但阿司匹林相关的出血发生率很低，对不能耐受或拒绝口服抗凝药者，可考虑口服阿司匹林。抗凝治疗适应证是不伴肺动脉高压及血流动力学障碍的急性肺栓塞-DVT 和临床高度疑诊肺栓塞等待诊断性检查结果时（诊断明确后继续治疗），或已经确诊 DVT 但尚未治疗者，如无抗凝治疗禁忌证，均可立即开始抗凝治疗。对于有溶栓治疗适应证的确诊急性肺栓塞或 DVT 者，在溶栓治疗后仍需序贯抗凝治疗以巩固加强溶栓效果避免栓塞复发。

（一）普通肝素（unfractionated heparin，UFH）

肝素是一种硫化的糖胺聚糖，是间接凝血酶抑制剂，主要通过与血浆中抗凝血酶Ⅲ（ATⅢ）结合形成复合物，从而增强后者抗凝作用，ATⅢ能使以丝氨酸为活性中心的凝血因子Ⅱa（凝血酶）、Ⅸa、Ⅹa、Ⅺa、Ⅻa 失活，是治疗急性肺栓塞-DVT 的有效药物。

肝素的抗-Ⅹa：抗-Ⅱa 活性比例与多糖链的长短或分子量的大小有关，对因子Ⅱa 的灭活有赖于肝素、抗凝血酶Ⅲ因子Ⅱa 三联复合物的形成，起模板作用的肝素多糖单位必须达到 18 个。因子Ⅹa 的灭活无须与肝素结合，少于 18 个糖单位的肝素仍可使因子Ⅹa 灭活。

UFH 起效迅速，能快速有效肝素化，作用较强，持续静脉泵入法较间断滴注更安全（出血发生率少），是首选的起始治疗方法之一。对于需快速达到抗凝效果的急性巨大肺栓塞患者、肥胖者（＞120 kg）、已进行创伤手术或严重肾功能不全出血风险高的患者、可能需紧急终止抗凝治疗用鱼精蛋白中和患者，推荐普通肝素抗凝治疗（优于 LMWH）。UFH 生物利用度 30%，治疗窗窄，不易达到稳态血药浓度，必须常规进行活化部分凝血活酶时间（activated partial thromboplastin time,APTT)监测以确保最佳治疗效果和安全。

对于临床上高度可能肺栓塞病例,如无抗凝绝对禁忌证,在进行影像学检查之前,就应该立即给予肝素治疗。当肝素与抗凝血酶Ⅲ结合时,可终止凝血活酶生成和抑制其活性,它也可抑制血小板聚集及脱颗粒,防止活性物质(5-羟色胺等)释放,并促使纤维蛋白溶解,从而中止血栓的生长,及促进其溶解。

(二)低分子量肝素(low molecular weight heparin,LMWH)

LMWH是肝素的短链剂,平均分子量为4 000到6 000,可与AT-Ⅲ相结合而产生抗凝作用。LMWH也是间接凝血酶抑制剂,糖单位数目少于18个,不能灭活因子Ⅱa,但可灭活因子Ⅹa,因此抗Ⅹa因子:抗Ⅱa因子比例增大。与肝素相比,LMWH具有药物吸收完全、生物利用度高(>90%)、生物半衰期较长(3~6 h),较好的可预测的抗凝剂量-效应关系、血小板减少、大出血发生率低(<1%),根据体重皮下注射(超过150 kg肥胖者可导致过量,此时应监测抗Ⅹa因子水平),每日一次或两次。由于LMWH对因子Ⅹa比凝血酶有较高的亲和力,故不影响APTT。一般不需要常规监测凝血指标,使用简便,疗效至少与UFH相当,理论上LMWH优于普通肝素。可应用于肺栓塞和DVT的院外治疗,因此从临床抗凝易化角度来讲,已成为临床广泛应用的抗凝药,已经或即将部分取代普通肝素。

LMWH经皮下注射后有相当高的生物利用度,血清半衰期也较长,可产生预期抗凝反应。而且出血的并发症也较少。同普通肝素相比,LMWH具有较强的抗凝作用,不影响血小板聚集,不影响微血管通透性。

LMWH在无禁忌证情况下绝大多数患者使用安全,一般无须在使用中进行实验室监护,不需常规监测血浆抗Ⅹa因子浓度。但是如果剂量增加,APTT可延长,出血危险性也可能增加。在重度肥胖者、孕妇、出血高风险者、药物抗凝强度不易监测者和肾功能不全者,特别是肌酐清除率低于30 mL/min或LMWH用量增加时,出血危险性增大,因此应监测血浆抗Ⅹa因子活性,并据以调整剂量,皮下注射LMWH后4 h是测定抗Ⅹa因子最合理时间,一天2次用药的治疗范围是0.6~1.0 U/mL,LMWH每日1次的靶目标值尚不确定,1.0~2.0 U/mL似乎是合理的,而APTT受LMWH的影响小,因此不能以APTT代表LMWH的活性。LMWH对肝素诱导的血小板减少症患者禁用,对需要进行神经麻醉患者应慎用;对严重肾功能不全患者也不适合,宜选用普通肝素。鱼精蛋白不能完全中和LMWH的抗凝治疗。总之,LMWH优于普通肝素,与普通肝素有同样的疗效和安全性,而且比较容易使用。但是,巨大肺栓塞病例和需要迅速逆转紧急临床情况时,首剂应该使用普通肝素进行冲击治疗,随后再应用LMWH。

(三)维生素K拮抗剂(VKA)

此药为体内间接抗凝血药物,可抑制肝脏环氧化酶,使无活性氧化型维生素K不能成为有活性还原型维生素K,干扰维生素K依赖性凝血因子Ⅱ、Ⅶ、Ⅸ、Ⅹ的羧化,使这些凝血因子停留在无活性的前体阶段,因此被作为抗凝维持阶段治疗,也是肺栓塞长期治疗的首选药物。VKA对已活化的凝血因子无抑制作用。应尽早给予口服抗凝药,最好与肠道外抗凝剂同用。

亚洲人华法林肝脏代谢酶与西方人存在较大差异,中国人的平均华法林剂量低于西方人。我国心房颤动抗栓临床试验的结果表明,华法林的维持剂量约为3 mg。为减少过度抗凝的情况,不建议给予负荷剂量,推荐初始剂量为1~3 mg,某些如老年、肝功能受损、慢性心力衰竭和出血高风险患者，初始剂量还可适当降低。为达到快速抗凝的目的，应与普通肝素、低分子量肝素或磺达肝癸钠重叠应用5天以上，当国际标准化比值(INR)达到目标范围(2.0～3.0)并持续2天以上时，停用普通肝素、低分子量肝素或磺达肝癸钠。

口服抗凝剂在肺栓塞-DVT确诊后方可使用，其疗程根据VTE危险因素决定：因一过性(可逆性)危险因素(如手术创伤)首次发生的DVT抗凝3个月；VTE合并恶性肿瘤患者需应用LMWH抗凝治疗3～6个月。初次发病找不到明确危险因素的特发性VTE，抗凝时限要长，至少治疗6～12个月(还应复查超声了解血栓和VTE有无复发情况)。具体抗凝建议是40岁男性建议24个月，40岁女性和60岁男性6个月，≥80岁者3个月，对复发性特发VTE应长期或终身抗凝治疗；因抗凝血酶Ⅲ、蛋白C、蛋白S缺乏，凝血因子V Leiden纯合子基因变异而首次发生的VTE抗凝治疗6～12个月；至少发生过2次肺栓塞或DVT、抗磷脂抗体阳性或具有2个以上易栓危险因素患者应该长期甚至终身抗凝治疗；对慢性血栓栓塞性肺动脉高压和深静脉血栓后综合征者，放置腔静脉滤器者也需终身抗凝。总之，充分抗凝治疗可减少肺栓塞-DVT病死率和复发率，但应定期评价继续无限期抗凝治疗带来的风险。停用抗凝剂应逐渐减量，以避免发生血凝度增加，病情反复。

(四)新型抗凝药物

(1)磺达肝癸钠：为一种人工合成的戊糖，属选择性间接凝血因子Ⅹa抑制剂，戊糖与抗凝血酶结合后，使抑制凝血因子Ⅹa活性的作用明显增强，可减少凝血酶生成从而发挥抗凝作用。自2001年上市后正成为急性肺栓塞-DVT抗凝治疗(和骨科手术、高危腹部手术预防VTE)的新型抗凝药，戊糖的优点是起效快速(2 h)，不经肝脏代谢，不与非特异蛋白结合，生物利用度高达100%，药代动力学稳定，可同定剂量7.5 mg皮下注射(SC)，1次/日，无须常规实验室监测，使抗栓治疗更加易化；疗效更为优越，至少与LMWH相似；由于不引起血小板减少，出血并发症较少，安全性更加优化；此外非动物源性，无病原污染的危险性。但戊糖不能被鱼精蛋白逆转，目前也尚无方便有效的其他拮抗剂，因此对于可能进行创伤性诊断检查的患者和有出血高风险患者应慎用。戊糖由肾排泄，对有明显肾损害者也应慎用，可通过测定血浆抗Ⅹa因子水平来监测。

(2)水蛭素和阿加曲班：均为凝血因子Ⅱa直接抑制剂，前者是一种强效的二价直接凝血酶抑制剂，抗凝作用不需要血浆PATⅢ的存在，也不引起外周血液血小板减少，出血不良反应少，主要经肾脏清除，半衰期为60 min，抗凝作用优于UFH。对合并血小板减少的VTE和HIT患者，可使用重组复合物水蛭素，一般先予重组复合物水蛭素抗凝，待血小板升至$10\times10^9$/L时再给予华法林治疗。阿加曲班是精氨酸衍生的小分子肽，经肝脏代谢生产多种活性中间产物，能与血栓的凝血活性部位直接结合，对凝血酶诱导的血小板聚集有抑制作用，不引起血小板功能障碍和数量减少，抗凝作用迅速(约30 min起效)，可用于HIT和不能耐受肝素的患者。

## 三、溶血栓治疗

溶栓药物可直接或间接地将纤维蛋白溶酶原转变成纤维蛋白溶酶，迅速降解纤维蛋白，使血块溶解；另外还通过清除和灭活纤维蛋白原、凝血因子Ⅱ、Ⅴ、Ⅷ及系统纤维蛋白溶酶原，干扰血凝；纤维蛋白原降解产物增多，抑制纤维蛋白原向纤维蛋白转变，并干扰纤维蛋白的聚合。溶栓治疗可迅速溶解血栓和恢复肺组织灌注，逆转右心衰竭，增加肺毛细血管血容量及降低病死率和复发率。

总之，纤维蛋白溶解剂可促进静脉血栓及肺血栓的溶解，恢复阻塞的血循环，纠正血流动力学的障碍，是一安全治疗方法。用药后，以右心导管监测患者的血流动力学，发现肺动脉压在 90 min 内减低，6 h 内获得溶血栓疗法的最佳效果。经远期随诊证明肝素抗凝治疗组患者肺弥散功能与毛细血管血液容积减少，而溶血治疗组却均正常。溶血栓治疗的常用药物有链激酶、尿激酶和重组组织型纤维蛋白溶酶原(rt-PA)。

(一)溶血栓治疗(溶栓)的作用机制

①溶栓疗法可使肺动脉内血栓溶解，改善肺组织血流灌注，逆转右心功能不全，改善肺毛细血管血流量。②溶栓最主要的目的是迅速降低肺动脉压力，改善右心功能，减少或消除对左室舒张的影响，改善左室功能，可使心源性休克逆转，降低病死率。③溶栓可改善肺组织灌注，预防慢性肺动脉高压的形成，提高生活质量和远期预后。④溶解深静脉系统的血栓，可减少栓子来源，减少栓塞复发和由此导致的慢性血栓栓塞性肺动脉高压的发生。⑤溶栓还可通过迅速减少或消除血栓负荷，减少不良体液反应对肺血管和气道的作用。

溶栓疗法的根本目的不在于使栓子溶解了多少，至关重要的是栓子溶解的速度，确切地讲是改善血流动力学的速度，速度就是生命。

(二)溶栓疗法的优越性

在治疗肺栓塞时，溶栓治疗实际上能够溶解血栓，因而比单纯抗凝治疗有以下潜在的优越性：①溶栓治疗能迅速溶解血栓并尽快改善肺循环灌注，使血流动力学和气体交换得以改善。②溶栓治疗也能够溶解深静脉血栓，故能明显减少肺栓塞的复发。③由于能迅速和完全使血栓溶解，因而可防止慢性血管阻塞的发生并降低肺动脉高压的发生率。④溶栓治疗能降低肺栓塞患者的死亡率。

(三)常用溶栓药物

(1)链激酶(SK)：系由 β-溶血性链球菌所产生，半衰期<30 min，可促使体内及血栓内的纤维蛋白溶酶原转变为活性的纤维蛋白溶酶，后者具有很强的纤维蛋白水解活力，从而达到溶解血栓的效果。由于人体常受链球菌感染，故体内常有链激酶的抗体存在，首次使用必须输入高剂量的链激酶，以中和抗体。常规治疗方法：SK150 万 U 2 h 内静脉输入，或 25 万 U 链激酶溶于 100 mL 生理盐水或 50%葡萄糖溶液中，30 min 左右静脉滴注完，以后保持每小时 10 万 U 水平，连续滴注 24 h。为预防过敏反应，在用本药前半小时，先肌内注射异丙嗪 25 mg 及静脉内注入地塞米松 5 mg。如近 2～3 个月内有链球菌感染者，链激酶可能无效，应及时改为尿激酶。由于 SK 具有抗原性，至少 6 个月内不能重复使用，因为循环抗体灭活药物，并可引起严重的过敏反应。重组链激酶(recombinant streptokinase，r-SR)抗原性降低。

(2)尿激酶(UK)：是从人尿或人胚肾细胞培养液分离的类胰蛋白酶，有高、低两个分子量型，直接激活纤溶酶原转化成纤溶酶发挥溶解纤维蛋白作用，UK 无抗原性及药物毒性反应。常用治疗方案：UK 2 万 U/kg，2 h 静脉滴注，或者 4 400 U/kg10 min 静注，随后 2 200 U/(kg·h)，12 h 持续静脉滴注，两种给药方法、疗效、安全性相似。

(3)重组组织型纤维蛋白溶酶原激活剂(recombinant tissue-type plasminogen activator， rtPA):是一种糖蛋白,用各种细胞系重组 DNA 技术生产,无抗原性,可直接激活纤溶酶原转化成纤溶酶,导致纤维蛋白降解,因较少激活血循环其他系统纤溶酶原,具有高度血栓蛋白亲和力和选择性,无抗原性可重复使用,因此比 SK 或 UK 更具有特异性。目前我国大多数医院采用的方案是 rt-PA 50～100 mg 持续静脉滴注,无须负荷量。我国 VTE 研究组开展了 rt-PA 治疗急性肺栓塞的临床研究,入选急性肺栓塞患者 118 例,65 例采用半量(50 mg)持续静脉滴注 2 h,53 例采用全量(100 mg)持续静脉滴注 2 h,结果显示半量 rt-PA 溶栓治疗急性肺栓塞与全量相比有效性相似且更安全,尤其是体重<65 kg 的患者出血事件明显减少。关于半量和全量的疗效比较,尚无定论。故推荐 50～100 mg 持续静脉滴注 2 h,体重<65 kg 的患者总剂量不超过 1.5 mg/kg。

(4)瑞替普酶(reteplase,rPA):新型溶栓药,在国外已开始应用,血栓溶解迅速,是目前国内临床上唯一的第 3 代特异性溶栓药,广泛应用于急性心肌梗死、卒中、急性肺栓塞、下肢深静脉栓塞等血栓性疾病的溶栓治疗。目前大多数研究推荐 r-PA18 mg(相当于 10 MU)溶于生理盐水静脉推注>2 min,30 min 后重复推注 18 mg。也有研究推荐 r-PA18 mg 溶于 50 mL 生理盐水静脉泵入 2 h,疗效显著优于静脉推注 r-PA 和静脉尿激酶的疗效。

(四)溶栓疗法的适应证

溶栓疗法的适应证:①2 个肺叶以上的巨大肺栓塞者,无出血倾向。②不论肺栓塞部位及面积大小只要血流动力学有改变者。③并发休克和体动脉低灌注[如低血压、乳酸酸中毒和(或)心排血量下降]者。④原有心肺疾病的次巨大肺血栓栓塞引起循环衰竭者。⑤有呼吸窘迫症状(包括呼吸频率增加,动脉血氧饱和度下降等)的肺栓塞患者。⑥肺血栓栓塞后出现窦性心动过速的患者。

对所有肺栓塞患者,应进行快速的危险分层。对于明确存在血流动力学异常的患者,推荐溶栓治疗,除非患者存在出血风险这一主要禁忌证。由于这些患者可能发生不可逆的心源性休克,溶栓治疗不应该延误。对于某些高危患者,即使无低血压,如经评估出血风险性较小,仍建议给予溶栓治疗。是否采取溶栓治疗取决于临床医师对肺栓塞的严重程度、预后及出血风险的评估。

临床上如果无绝对禁忌证,所有巨大肺栓塞患者均应接受溶栓治疗。对于血压和组织灌注正常,而有临床和超声心动图显示有右心功能不全的患者(如次巨大肺栓塞),如果没有禁忌证也可以进行溶栓治疗。但是,如果患者既不是巨大肺栓塞也不是次巨大肺栓塞,则不应该接受溶栓治疗,除非患者存在既往心肺疾病所致的血流动力学异常。总之,溶栓治疗适用于肺栓塞危险度分层中的高危患者,对于大多数肺栓塞患者,并不推荐溶栓治疗。

(五)肺栓塞溶栓治疗的最佳时间窗

肺组织氧供丰富,有肺动静脉、支气管动静脉、肺泡内换气三重氧供,因此肺梗死的发生率低,即使发生也相对比较轻。肺栓塞溶栓治疗的目的不完全是保护肺组织,更主要是尽早溶解血栓疏通血管,减轻血管内皮损伤,降低慢性血栓栓塞性肺高压的发生危险。总之,溶栓应在肺栓塞确诊的前提下慎重进行,对有溶栓指征的病例,溶栓越早越好,一般为发病 14 天内,症状 2 周以上溶栓也有一定疗效。但鉴于可能存在血栓动态形成过程,对溶栓时间窗不做严格限定。溶栓治疗结束后,应每 2～4 h 测定 APTT 或 PT,当其水平低于正常值的 2 倍,即应开始规范的抗凝治疗。

（六）溶栓治疗的禁忌证

（1）绝对禁忌证：患有活动性出血及颅内新生物；近2个月内有过中风或颅内手术史；对巨大肺栓塞和休克患者则无绝对禁忌证。

（2）相对禁忌证：①2周内的大手术、分娩、器官活检或不能压迫止血部位的血管穿刺。②2个月内的缺血性中风。③10天内的胃肠道出血。④15天内的严重创伤。⑤1个月内的神经外科或眼科手术。⑥难于控制的重度高血压（收缩压＞180 mmHg，舒张压＞110 mmHg）。⑦近期曾行心肺复苏。⑧血小板计数低于$100\times10^9$/L。⑨妊娠。⑩细菌性心内膜炎。⑪严重肝肾功能不全。⑫糖尿病出血性视网膜病变。⑬出血性疾病。

（七）溶栓治疗的具体操作

（1）溶栓前应常规检查：血常规，血型，活化的部分凝血活酶时间（APTT），肝、肾功能，血气分析，超声心动图，胸部X线片，心电图等作为基线资料，以及其他确诊肺栓塞的实验室资料（CTPA、肺动脉造影、肺通气灌注扫描及超声心动图等），用以与溶栓后检查结果做对比以判断溶栓疗效。

（2）输血准备，向家属交代病情，签署知情同意书。

（3）使用尿激酶溶栓期间勿同时使用肝素，rt-PA溶栓时是否停用肝素无特殊要求，一般也不使用。

（4）溶栓使用rt-PA时，可在第一小时内泵入50 mg观察有无不良反应。如无，则序贯在第二小时内泵入另外50 mg。应在溶栓开始后每30 min做一次心电图，复查动脉血气，严密观察患者的生命体征。

（5）溶栓治疗结束后，应每2～4 h测定APTT，当其水平低于基线值的2倍（或＜80 s）时，开始规范化肝素治疗。常规使用肝素或低分子量肝素治疗。使用低分子量肝素时，剂量一般按体重给予，皮下注射，每日2次，且不需监测APTT。普通肝素多主张静脉滴注，有起效快，停药后作用消失也快的优点，这对拟行溶栓或手术治疗的患者十分重要。普通肝素治疗先予2 000～5 000 U或按80 U/kg静脉注射，继以18 U/（kg·h）维持。根据APTT调整肝素剂量，APTT的目标范围为基线对照值的1.5～2.5倍。

（6）溶栓结束后24 h除观察生命体征外，通常需行肺通气灌注扫描、肺动脉造影或CTPA等复查，以观察溶栓的疗效。

（7）使用普通肝素或低分子量肝素抗凝治疗时，可同时给予口服抗凝药，最常用的是华法林。华法林与肝素并用通常至少在5天，直到国际标准化比值（INR）达2.0～3.0即可停用肝素。

（8）溶栓疗效观察指标：①症状减轻，特别是呼吸困难好转。②呼吸频率和心率减慢，血压升高，脉压增宽。③动脉血气分析示$PaO_2$上升，$PaCO_2$恢复至正常范围。④心电图提示急性右室扩张表现（如不完全性右束支传导阻滞或完全性右束支传导阻滞$V_1$S波挫折，$V_1$-$V_3$S波挫折粗顿消失等）好转，胸前导联T波倒置加深，也可直立或不变。⑤胸部X线平片显示的肺纹理减少或稀疏区变多，肺血分布不均改善。⑥超声心动图表现如室间隔左移减轻、右房右室内径缩小、右室运动功能改善、肺动脉收缩压下降、三尖瓣反流减轻等。

## 四、外科治疗

由于内科治疗的进展和手术治疗肺栓塞的效果不理想，现在外科治疗的适应证范围已大大减少，现介绍两种外科手术方法如下。

（一）肺栓塞取栓术

适用于危及生命伴休克的急性大块肺栓塞，或肺动脉主干、主要分支完全堵塞，且有溶栓治疗禁忌证或溶栓等内科治疗无效的患者。手术病死率可高达 70%，但可挽救部分患者的生命。但必须严格掌握手术指征：①肺动脉造影证明肺血管 50%或以上被阻塞，栓子位于主肺动脉或左右肺动脉处。②抗凝或（和）溶栓治疗失败或有禁忌证。③经治疗后患者仍处于严重低氧血症、休克和肾脑损伤。血栓摘除术应在主肺动脉和叶肺动脉内进行，而不可因追求血管造影的结果在段肺动脉中也进行，当血流动力学改善后就应终止操作。

（二）导管取栓术

导管取栓术是治疗急性肺栓塞很有希望的方法之一。对于危及生命的巨大肺栓塞，体循环低血压，溶栓效果差或有溶栓禁忌证等的肺栓塞患者，在心源性休克发生前应用导管去栓术，可迅速改善肺循环血流动力学，挽救患者生命，改善预后。

（三）腔静脉阻断术

肺栓塞的栓子 85%以上来源于下肢和盆腔静脉的深静脉血栓。腔静脉阻断术主要预防下肢或盆腔栓子再次脱落入肺循环，以至危及肺血管床。

腔静脉阻断的适应证：①下肢近端静脉血栓，但抗凝治疗禁忌或抗凝治疗出现并发症者。②下肢近端静脉大块血栓溶栓治疗前。③经充分抗凝治疗后，但仍有反复发生的肺栓塞。④伴有血流动力学不稳定的巨大肺栓塞，由于反复栓塞，患者处于生命垂危状态。⑤行导管介入治疗或肺动脉血栓剥脱术者，术后不能应用抗凝治疗。⑥慢性血栓栓塞性疾病合并严重肺动脉高压或肺源性心脏病患者。⑦腔静脉有较大的游离血栓。⑧血栓可能通过潜在的卵圆孔，形成矛盾血栓，栓塞体动脉系统。

腔静脉阻断的方法如下：①下腔静脉结扎术。②下腔静脉折叠术包括用缝线间隔缝合或塑料钳夹，本手术病死率为 5%以内，术后易发生下肢肿胀、血液淤滞及皮肤溃疡，目前可以做下腔静脉置网术，即在肾静脉至下腔静脉开口之下方，用不可吸收的血管缝线，缝制间隔为 1 mm 的网，这样可滤过由下腔静脉进入肺动脉的致命大血栓，并避免了上述方法的并发症。③下腔静脉伞式过滤器，即从颈内静脉插入特制的器材，直至下腔静脉远端，打开伞式滤器，使下腔静脉部分阻塞，这样 3 mm 以上的栓子即被留滞，但其可发生滤器的脱落，移行及静脉穿孔等危险。上述各种腔静脉的阻断术后，复发率为 10%～20%，因术后侧支循环可能增大，栓子能通过侧支循环进入肺动脉，或阻断的器材局部也可有血栓形成，因此术后需继续抗凝治疗，应用可撤离的滤器，如果 10 天后静脉造影证明远端无血栓则可以撤除滤器。

不推荐急性肺栓塞患者常规置入下腔静脉滤器。在有抗凝药物绝对禁忌证以及接受足够强度抗凝治疗后仍复发的急性肺栓塞患者，可选择静脉滤器置入。

# 第七章　呼吸衰竭

## 第一节　急性低氧性呼吸衰竭

低氧性呼吸衰竭(hypoxemic respiratory failure,HRF)为严重的动脉低氧血症($PaO_2$<60 mmHg),常常不能用增加吸氧浓度(即 $FiO_2$>0.5)来纠正。$PaO_2$<60 mmHg 和 $FiO_2$>0.5 两者均为人为设定的水平,但两者代表了临界生理指标。$PaO_2$为 60 mmHg 时,只有 80%的血红蛋白达到饱和,$PaO_2$如再稍有下降,动脉血氧含量将显著降低。在这种情况下,患者的氧储备相当少,且容易出现临床症状。$FiO_2$为 0.5,患者无须用特殊面罩或气管插管,这时患者无须吸入 ICU 的最高吸氧浓度,该浓度的氧气能较容易地进入气道。此外,$FiO_2$为 0.5 时,通常也能纠正高碳酸低氧性呼吸衰竭所致的低氧血症,当然在这些病理情况下,从右向左的分流并不占主要地位。如果低氧血症能通过 $FiO_2$为 0.5 来解决,则患者的治疗就相对简单。然而在急性呼吸衰竭时较低的 $PaO_2$是由大量的右向左分流分致,因而增加 $FiO_2$,$PaO_2$的增加相当微小,结果使肺泡-动脉氧分压差$P_{(A-a)}O_2$显著增加,并且 $PaO_2/FiO_2$的比率仍然很低(通常<200 mmHg)。实际的 $PaO_2$依赖于旁路通过气体交换部分肺血流的量、肺泡内氧分压($FiO_2$)和混合静脉血氧分压。在无大量右向左分流的情况下,因心排血量下降所致 $PaO_2$的改变或代谢的增加,也可导致 $PaO_2$的显著下降。大部分患者中根据计算所得的右向左分流在 25%~50%。

### 一、急性低氧血症的病因和发病机制

(一)急性低氧血症的病因和分类

1.常见疾病

急性低氧性呼吸衰竭的常见疾病如下。①急性呼吸窘迫综合征(ARDS)。②肺炎:大叶性肺炎、多叶性肺炎。③肺栓塞。④肺不张(急性、叶段性肺不张)。⑤心源性肺水肿。⑥肺创伤或肺泡出血、肺出血-肾炎(Good-pasture)综合征、系统性红斑狼疮合并急性狼疮性肺炎等。

2.急性低氧性呼吸衰竭的影像学分类

这些疾病的氧合功能障碍通常可以用其放射学检查发现来进行分类,可以为诊断和处理提供重要的依据。肺部塌陷(肺不张)、弥漫性或斑片状肺实质病变、肺水肿,局部或单侧肺的浸润阴影和胸部 X 线表现正常等可以为常见低氧血症类型。

(1)肺不张:肺不张有多种形态学类型和发生机制。正常人如果在低于潮气量的情况下进

行浅表呼吸，局部也可能出现微小肺不张。肺部局部膨胀不全可能加重上述现象，从而造成盘状肺不张，其原因有胸腔积液或者膈肌功能障碍。微小肺不张和盘状肺不张常见于肺部的下垂部位。肺叶的塌陷通常与分泌物滞留造成的气道阻塞、气管插管位置不当或者气管内肿块等因素有关，这些原因可造成肺泡内气体吸收从而产生肺不张。某些患者可能与支气管外压迫或局部低通气相关。患者如果长期卧床以及上腹部手术后，常常可以发生微小肺不张和盘状肺不张。

急性肺不张的潜在后果是气体交换的恶化，易增加呼吸功，还可能发生肺炎。如果支气管突然发生阻塞，则 $PaO_2$ 可以在几分钟到数小时急剧降到最低点，但是通过低氧性血管收缩和增加局部肺血管阻力，数小时至数日后，$PaO_2$ 可逐渐得到改善。患者低氧血症的临床表现取决于低氧性血管收缩的反应、肺不张发生的速度，以及累及的肺组织的容积。如果肺不张发生的部位较小、发生速度较慢，则临床上可能无低氧血症的表现。

影像学检查很难发现弥漫性微小肺不张，但是查体可发现这些微小肺不张，肺下垂部位或肺底部听诊有吸气末湿啰音，深吸气或咳嗽后湿啰音可消失。盘状肺不张查体也可以发现湿啰音，此外受累部位还可以有管性呼吸音和羊鸣音。如果由于分泌物所致的支气管阻塞而产生肺叶不张，则查体发现叩诊呈浊音，呼吸音降低。如果中心气道阻塞，往往有管性呼吸音和羊鸣音。这些临床表现与影像学检查相一致。盘状肺不张常常发生于胸腔积液之上，或抬高的一侧横膈上方。肺叶不张常见于分泌物明显增加，而且排出无力的患者。一般而言，急性肺上叶肺不张少见，因为肺上叶容易引流。而左下叶肺不张较为多见，这与左下叶邻近心脏、口径较小、支气管的走向角度较为锐利有关。影像学检查容易发现肺不张，其表现为密度增高的阴影、叶间裂移位、周围肺组织有代偿性肺部膨胀和支气管充气征消失。

(2)弥漫性肺浸润和渗出性病变：肺泡内充满液体或细胞浸润，可导致严重的难治性低氧血症。间质内液体造成低氧血症，与支气管周围水肿、V/Q 比例失调和微小肺不张相关。肺泡充填的影像学改变包括：叶段分布的实变影、融合阴影、绒毛状边缘、气道充气征、“玫瑰样”病变和正常肺组织结构的轮廓影。通常，弥漫性间质病变的影像学分布主要出现在肺基底部位，肺尖部位很少有间质改变。临床上产生这种肺部弥漫性病变和低氧血症的疾病，主要有：肺炎(肺部感染和吸入性肺炎)、肺水肿、血管内液体过多和 ARDS。单从影像学的观点出发，很难鉴别这些疾病。某些特征有助于鉴别诊断。

1)水肿性肺水肿：周围肺组织浸润，主要分布在肋膈角，是一种血管病变为主要特征的肺浸润，血管分布的特征提示容量负荷增加或心源性肺水肿，水肿的重力分布与左心衰竭密切相关，常常伴有心脏扩大，周围斑片状肺部浸润阴影，如果缺乏重力分布，并且随体位改变则提示 ARDS。此外，支气管空气造影征在水肿性肺水肿的病因中相当少见，而在渗出性肺水肿(ARDS)和肺炎中则常见。

2)急性肺损伤(acute lung injury，ALI)和 ARDS：ALI/ARDS 的发生可能与肺部直接损伤有关，如吸入、肺炎、肺淹溺、肺部挫伤和毒气吸入等，这与肺泡上皮直接损伤有关，ALI/ARDS 的发生也可以与肺部间接损伤相关。例如：脓毒血症、输血、胰腺炎伴有系统性炎症反应等产生上皮-肺泡界面创伤，损伤造成肺泡-毛细血管渗出，富有蛋白的液体进入间质和肺泡，并且抑制表面活性物质的功能，造成广泛的肺不张。

3.低氧血症但胸部X线片正常

某些患者临床表现为严重的低氧血症，而影像学检查无明显的肺部浸润阴影。这种情况下，最可能的发病机制是隐性的分流和严重的V/Q比例失调。心内分流或者肺内分流，哮喘和其他类型的气道阻塞性疾病，闭合容量增加造成的肺容量降低（例如患有支气管炎的肥胖患者），肺栓塞和隐性微小血管交通（肝硬化并发肝肺综合征）等常常可以伴发这种类型的低氧血症。混合静脉血氧饱和度的降低、应用血管活性药物治疗低氧性收缩（例如：硝普钠、钙通道拮抗剂和多巴胺）、头部创伤后发生严重的V/Q失调等都可能加剧低氧血症。

4.单侧肺部疾病

影像学检查发现肺部有单侧肺浸润阴影或双侧肺部阴影明显的不对称，表明患者肯定存在某种疾病，大部分发生在某些特殊的临床疾病中。此时，应该仔细检查患者低氧血症的原因。

（二）急性低氧性呼吸衰竭的解剖结构分类

按照解剖结构也可以对急性低氧性呼吸衰竭进行分类（表7-1）。根据原发病变的病理学改变部位，划分为肺泡腔、肺间质、心脏和肺血管、气道、胸膜5类。这一分类能够较容易判断病因，并考虑到某些疾病，如肺水肿或肺炎、过敏性肺炎、肺栓塞、支气管痉挛和气胸等。

**表7-1　急性低氧性呼吸衰竭的解剖结构分类解剖结构**

| 解剖结构 | 可能诊断举例 |
| --- | --- |
| 肺泡腔 | 心源性肺水肿、急性肺损伤（ALI）、ARDS、肺出血、肺炎 |
| 肺间质 | 肺纤维化（例如Hamman-Rich综合征）、外源性过敏性肺泡炎、病毒性肺炎或非典型肺炎 |
| 心脏/肺血管 | 肺栓塞、心内分流、肺内分流、充血性心力衰竭 |
| 气道 | 支气管哮喘、慢性阻塞性肺疾病（COPD）、黏液栓塞、右主支气管插管 |
| 胸膜 | 气胸、胸膜渗出 |

（三）急性低氧性呼吸衰竭的发病机制

呼吸生理方面，$PaO_2$减低主要有几方面的原因：吸入氧气浓度（$FiO_2$）降低、通气不足、换气障碍等。

（1）$FiO_2$降低：环境中氧浓度降低，如在高原上。吸入氧浓度的降低必然引起肺泡氧分压（$PaO_2$）降低，因而使$PaO_2$下降。通常在高原或井下发生的低氧血症，多与$FiO_2$降低有关。

（2）肺泡通气量：下降肺泡通气量（VA）是反映肺通气功能的一项基本指标。正常健康成人呼吸空气时，约需4 L/min的肺泡通气量才能保持有效氧和$CO_2$通过血气屏障进行气体交换的气体分压差。肺泡通气量不足，肺泡氧分压下降，$CO_2$分压增加，肺泡-毛细血管分压差减少，即可诱发呼吸衰竭。

每分肺泡通气量与每分通气量（VE）、每分无效腔通气量（VD）的关系，可用公式来表示：VA＝VE－VD。VA减低有两个原因，一是当氧耗量增加时，VE不能相应增加；二是VE虽然没有减少，但解剖或生理无效腔增大，使VA减低。呼吸频率的变化对VA有很大影响，在同一VF前提下，呼吸频率越快，VD越高。因而浅而快的呼吸比深而慢的呼吸VA要小，也就是呼吸效率降低。

因二氧化碳的弥散能力是氧的20倍，$PaCO_2$不受弥散的影响，主要受VA的影响，$PaCO_2$

升高在二氧化碳产量不变的前提下，提示 VA 不足。计算 $P_{(A-a)}O_2$，有助于判断 $PaO_2$ 下降的原因。单纯 VA 不足，不合并弥散功能障碍，通气血流分布不均，肺内从右向左分流等时，虽 $PaO_2$ 降低，而 $P_{(A-a)}O_2$ 保持在正常范围。VA 下降的纠正方法是：增加每分通气量或设法减少无效腔，或通过增大潮气量减少呼吸频率的办法，来减少每分无效腔通气量。吸氧可使 $PaO_2$ 升高，可有效地改善 VA 减低所致低氧血症，但因 VA 没有增加，无助于同时存在的二氧化碳潴留。机械通气是有效的改善肺泡通气的方法之一。产生肺泡通气不足的常见原因，为阻塞性或限制性通气障碍，临床上以慢性阻塞性肺部病变引起的通气障碍最为常见。

(3)弥散功能障碍：氧从肺泡向血液弥散的速率，主要取决于两个条件：①能进行弥散功能的与毛细血管相接触的肺泡面积，即弥散面积的大小。②构成血-氧屏障的肺泡膜、间质、毛细血管膜、红细胞、血红蛋白的情况，又称为弥散距离。如肺气肿时，大量肺泡、毛细血管破坏，致使弥散面积缩小，而在肺纤维化时，肺泡膜、间质增厚、弥散距离增大，均可使弥散能力下降。另外，如心率过快，使肺泡气与血液接触时间过短，也可能影响到弥散功能。轻度弥散功能下降，在静息时并不表现出明显低氧血症，但稍一活动即可表现出缺氧。因二氧化碳的弥散能力是氧的 20 倍以上，故弥散功能下降并不引起二氧化碳潴留。

(4)通气/血流分布不均：有效的气体交换除了要有足够的肺泡通气量以外，还需要肺泡通气和血流在数量上的协调、匹配，正常时通气/血流的比值约为 0.8。所以，在理论上每个肺泡通气/血流比值都保持在 0.8 时，才能发挥肺的最大换气效率。在生理情况下因肺的各微小局部之间气流阻力与肺顺应性不尽相同，充气与排空并不完全相等，再加上重力的影响等，气体与血流在肺内的分布也并不是完全均等的。但是就整个肺部来说，大致保持在这一比例，即为 0.8。然而在病理情况下却大不相同，如：①血流正常，通气障碍。如果肺叶不张，虽流经这一肺叶的血流正常，但因无气体存在，流经该部分的静脉血得不到气体交换，直接注入左心，产生了右向左血液分流效果。②通气正常，血流障碍。如果肺叶分支动脉栓塞，虽该肺叶通气正常，但进入该肺叶的气体无机会与血液进行气体交换，即产生生理无效腔样效果——无效腔效应。

(5)自右向左的血液分流：如某些先天性心脏病、肺血管畸形、ARDS 等，存在着自右向左的血液分流，则静脉血不经气体交换，直接混入动脉血，必然会引起 $PaO_2$ 的下降。

## 二、急性低氧性呼吸衰竭的临床特征和诊断途径

### (一)缺氧对机体的影响

机体的生理活动需要充分的能量供应，食物中的糖类、蛋白质、脂肪借氧分子的氧化磷酸化作用转化为高能磷酸键。无氧代谢的能量转化效率很低，而且形成大量乳酸，因而可引起代谢性酸中毒。故缺氧对机体的危害比二氧化碳潴留更严重，其危害程度不仅与缺氧程度有关，也与其发生速度、持续时间长短有关。心、脑、肺等重要脏器对缺氧极为敏感。

1.缺氧对细胞代谢、电解质平衡的影响

在缺氧条件下组织细胞释放能量的生物氧化过程无法正常进行，机体的生理功能将不能维持正常，线粒体内氧分压至少应在 2 mmHg(0.27 kPa)以上，氧化磷酸化过程才能正常进行，同时生成酸性代谢产物——乳酸。其结果是能量供应不足，脏器功能失调。另外乳酸的堆积可导致代谢性酸中毒，又因能量供应不足，钠泵功能失调，钾离子到细胞外，钠、氢离子进入细胞内，

可产生高钾血症及细胞内酸中毒。

2.缺氧对神经系统的影响

中枢神经系统对缺氧十分敏感，缺氧的程度和发生的缓急不同，其影响也不同。大脑的耗氧量大约为3 mL/(100 g・min)，较长时间停止供氧，脑组织会发生不可逆损伤。当颈内静脉血氧分压低于2.67 kPa(20 mmHg)时，患者即可进入昏迷状态。大脑皮层对缺氧十分敏感，轻度缺氧表现为注意力不集中，记忆力减退，定向力差，严重缺氧则可出现烦躁不安，意识蒙胧，昏迷、抽搐等。缺氧引起的脑水肿，与能量供应不足、钠泵功能失调及细胞内酸中毒、多种酶的功能丧失有关。

3.缺氧对循环系统的影响

心血管系统对缺氧十分敏感。心肌的耗氧量为10 mL(100 g・min)。急性缺氧早期通过化学感受器兴奋交感神经，可导致心率增快，血压升高，心排血量增加。但老年人及原有心力衰竭患者可不出现上述反应。缺氧早期的心排血量增加也与呼吸代偿性幅度增大、胸腔负压增大、回心血量增多有关。慢性缺氧时心排血量与周围循环变化不明显，但可使肺小动脉收缩，肺动脉压升高导致右心负荷加重，以后可逐渐发展成为慢性肺源性心脏病，右心功能不全。身体不同部位血管对缺氧反应不一，脑与冠状动脉扩张，肺血管、腹腔脏器血管、肾血管收缩，血流重新分布。缺氧对心搏节律的影响出现较早，原有心脏病患者在$PaO_2$接近8 kPa(60 mmHg)时，即可发生心律失常。这种心脏传导系统不稳定所致的心律失常，尤其容易出现在应用洋地黄及排钾利尿剂时。

4.缺氧对呼吸系统的影响

缺氧主要通过颈动脉窦和主动脉体的化学感受器的反射作用来刺激通气。而呼吸中枢对低氧血症时的通气量增加反应较二氧化碳潴留低。一般来说，只有当$PaO_2$降至8 kPa以下时，通气量才开始增加，当$PaO_2$在5.3～4 kPa(40～30 mmHg)时通气量增加达高峰。吸入氧气浓度低于12%时通气量才会有明显增加。其原因是化学感受器对低氧血症的敏感性较差；另外，通气量增加后二氧化碳排出增多，$PaCO_2$下降反而对呼吸有抑制作用，严重缺氧也可引起不规则呼吸和潮式呼吸。

5.缺氧对血液系统的影响

慢性缺氧可刺激骨髓造血功能，红细胞体积及数量增加。一方面可增加血液的携氧能力，但另一方面也增高了血液黏滞度，使血流阻力增加，加重心脏的负担。缺氧及血液黏滞度增加也是导致弥散性血管内凝血(DIC)的原因。

6.缺氧对肾的影响

缺氧可使肾血管收缩，肾血流量减少，如再伴有低血压、DIC等，很易产生肾功能不全，严重时可引起肾小管变性、坏死以至引起急性肾衰竭。

7.缺氧对消化系统的影响

低氧血症是呼吸衰竭时产生消化道溃疡与出血的原因之一。肝细胞氧的供应来自氧分压较低的门静脉血，故易受缺氧的影响，缺氧可引起肝细胞水肿，变性，甚至坏死，因而可出现谷丙转氨酶增高，个别还可出现黄疸。多器官、系统性功能衰竭的出现，是呼吸衰竭、缺氧的最为严重的并发症，可使病死率大大增加。

（二）临床特征和诊断途径

急性低氧性呼吸衰竭患者的基础疾病不同，其临床表现也千差万别。如果患者的中枢呼吸驱动功能完好，并且患者也无呼吸肌疲劳，低氧血症的患者可表现为呼吸急促和心动过速。当血红蛋白浓度下降（去氧饱和度）大于 5 g/100 mL 时，患者常有口唇和舌发绀（所谓中心性发绀）。

急性低氧性呼吸衰竭的鉴别诊断相当广泛，而且往往需要紧急处理，临床医师必须富有实际经验且理论知识丰富。首先需获得基础病史以鉴别患者的危险因素。例如，心功能不全、肺部感染或吸入性肺炎、静脉血栓栓塞以及阻塞性肺部疾病。如果胸部有创伤，则应该考虑气胸、血胸和肺部挫伤。急性低氧性呼吸衰竭的少见原因也应当考虑到。临床查体的重点是心脏和呼吸系统，以确定患者有无充血性心力衰竭、有无肺实变或胸腔积液。同样，通过仔细的临床查体也能较为迅速和满意地诊断气胸，而不是单单依靠胸部 X 线检查诊断气胸。

在进行急性低氧性呼吸衰竭鉴别诊断的同时，应该积极治疗。通常可以用“ABC”来表示，即：气道（airway）、呼吸（breathing）和循环（circulation）。一旦“ABC”得以保证，患者应该给予氧疗（如果合并高碳酸血症，则应当仔细调节氧流量）和建立静脉通道，并且应该进行心脏监护和氧饱和度监测。

所有患者都必须进行胸部 X 线、心电图、血常规和血液生化检查，并做血气分析和计算肺泡动脉氧分压差。如果在动脉低氧血症的情况下，而肺泡动脉血氧分压差正常，则提示低通气可能是低氧血症的唯一原因。血气分析对诊断酸碱失衡也同样重要。根据初步检查，可以考虑进一步的检查，包括支气管镜检查、胸部 CT 和超声心动图检查等。如果急性低氧性呼吸衰竭患者的胸部影像学检查正常，则其后的鉴别诊断范围大大缩小。此时，临床上应该考虑到肺栓塞和右向左的分流（如心内分流或肺动静脉分流）。

## 三、急性呼吸窘迫综合征的发病机制和病理生理

急性呼吸窘迫综合征（acute respiratory distress syndrome，ARDS）是一种以进行性呼吸困难和顽固性低氧血症为主要特征的急性呼吸衰竭。其实质是多种原因所引起的急性肺损伤（ALI）。ARDS 是在严重感染、创伤、休克等之后出现的肺实质损伤为主要病因；以顽固的低氧血症、呼吸频速以及胸部 X 线上显示有双肺斑片状阴影为临床特征；以肺内分流增加、肺顺应性下降等肺功能改变为病理生理特征；以肺毛细血管内皮细胞和肺泡上皮损伤而导致的广泛肺水肿、微小肺不张等病理改变为特征的一组临床综合征。

（一）发病机制

ARDS 为多种原发疾病或病因所引起的，是一组具有病理和临床表现相似的综合征，其发病机制难以用一种效应细胞或介质予以解释，常常是多种因素在不同的环节共同作用的结果。近年对 ARDS 发病机制的主要认识为：ARDS 的病程实质上是一种肺的炎性反应过程。炎性反应通常在严重创伤或感染后出现。许多效应细胞和炎性介质在组织损伤中起了不同的作用。总之，ARDS 的发病机制有如下特征：①感染、创伤等引起的全身炎症反应，在 ARDS 的发生过程中起重要作用。②ARDS 时，各种效应细胞通过释放多种炎性介质参与 ARDS，介质之间可以相互刺激诱发，及生物活性的相互影响，构成一个极其复杂的调控机制。今后尚需确定在何

种条件下，何种介质起主导或启动作用，需要探讨调控炎性介质合成与释放的机制。③中性粒细胞(PMN)等效应细胞激活释放氧自由基、血小板活化因子(PAF)、白三烯(LT)等介质损伤肺泡毛细血管膜，还可通过上述介质激活补体、凝血、纤溶和激肽系统及刺激巨噬细胞和肺血管内皮细胞，诱导其他介质释放，产生级联反应，出现恶性循环，这是ARDS难以治愈的原因之一。④ARDS损害肺脏的气体交换和代谢功能，后者又可加剧ARDS的病变进展。⑤治疗、处理不当可加重ARDS，如长时间持续吸入高浓度氧、机械通气使用较大潮气量或过高的气道压等。

（二）病理生理

1.非心源性肺水肿和肺表面活性物质减少

ARDS时由于肺泡上皮细胞毛细血管内皮细胞受损，肺泡毛细血管膜通透性增加，含蛋白的液体渗出血管外至肺间质和肺泡腔内，形成ARDS的特征——非心源性肺水肿。肺泡Ⅱ型上皮细胞受损，肺泡血液灌流不足，肺泡水肿、出血渗液的稀释破坏，加之高浓度氧的吸入，机械通气等因素均可影响肺表面活性物质，可使肺泡早期关闭，容量变小，导致广泛分布的肺不张，功能残气减少。

2.气体交换

发病初期，ARDS患者的突出临床表现为严重的心动过速和低氧血症。ARDS时的低氧血症主要是由于广泛的从右向左的肺内血液分流所致，占心排血量的25%～50%。由于经过分流的血液不与肺泡气体相接触，故几乎没有氧补充，这也说明低氧血症的顽固性。ARDS时的分流是由肺不张和充满液体的肺泡产生的持续灌注所造成的。通常，缺氧性的肺血管收缩能减少通往通气不佳肺区的血流灌注，因而可减少通气不佳肺区的分流。但是，在某些ARDS患者中，低氧性的血管收缩可能是无效的或缺少的，因此实际上增加了分流量。

生理无效腔通气和肺内分流的增加，与心动过速和每分钟高通气有关，每分通气量的增加可使ARDS患者有效地排出$CO_2$。无效腔通气量增加的另一个原因是，仍正常或相对正常的肺泡单元过度通气。这种通气可因机械通气而增加，由于应用呼气末正压(positive end-expiratory pressure，PEEP)或其他措施而使平均气道压力增加，造成肺泡单元过度充气，也可使无效腔通气增加。无效腔/潮气量之比的正常值为0.3，但是在ARDS时，这一比例可增加到0.6～0.9。换句话说，在严重的ARDS患者，90%的潮气量是“浪费”的，这一潮气量不参加气体交换。结果，每分通气量为30 L或更高，才有可能维持血中正常的$CO_2$分压，而正常人每分通气量才8 L。

如果ARDS患者好转较快，那么每分通气量和无效腔通气减少，并伴随氧合的改善。如果ARDS病情进展，如发展为肺纤维化，这时尽管氧合状态有所改善，但是每分通气量仍然可很高。假定肺纤维化继续进展，许多血管将发生闭塞，这样也可使无效腔通气增加，即使肺泡性肺水肿和肺内分流有所好转。

3.肺顺应性

ARDS时由于肺间质和肺泡水肿、充血，(肺表面活性物质减少)肺容量变小，肺顺应性下降，从而增加了呼吸功，耗氧量增加。呼吸浅而速，潮气量(TV)减少，有效的肺泡通气量降低，缺氧加剧。ARDS患者接受通气治疗时，如果应用常规潮气量，那么总可以发现气道压力升高，这与肺顺应性的下降有关。例如，对于正常人来说，潮气量为每升体重8 mL，其肺部顺应性，大于100 mL/cm $H_2O$，因而，如用机械通气且不伴有呼气末正压，在这一水平的潮气量下，静态扩张压力应小于 6 cm $H_2O$。但是存 ARDS 时，其静态扩张压力通常要大于 28 cm $H_2O$（也就是，顺应性<20 mL/cm $H_2O$）。为反应肺组织的实际弹性性质，顺应性可从充气的肺部计算得出。ARDS 时，由于肺泡中充满了液体造成了肺水肿，肺的充气容量常常下降。ARDS 时的肺泡表面活性物质也是异常的，此时，肺部充气容量的下降，部分也与肺不张有关。所以此时肺扩张压力的增加实际上也反映了肺水肿量的多少和肺不张的程度，而不是反应肺损伤本质。只有在发生肺纤维化后，肺实质的弹性发生改变，导致肺顺应性实质上的降低。ARDS 患者机械通气时，气道峰压也增加，有时其增加程度超过了静态扩张压的增加。这表明气道阻力也是增加的。气道分泌物、水肿和各种介质的存在，可激发支气管痉挛，这些与气道阻力的增加有关。此外，气道阻力的增加也与气管内插管有关，插管可增加气道阻力，有关医疗的机械通气装置也在不同程度上增加了气道阻力。

4.V/Q 比例严重失衡，肺内分流量增加

上述原因可致巨大低 V/Q 区的存在。肺间质水肿，进入这些面积血管分支血流减少，加之缺氧，血液流速增快，而肺泡毛细血管膜增厚，气体交换弥散时间缩短，流经肺泡的静脉血得不到充分氧化，使肺内分流量增加，是低氧血症形成的重要机制。肺内小血管栓塞，血液灌流减少，可致生理无效腔增加，晚期患者可因生理无效腔增加，肺泡通气量下降而发生二氧化碳潴留而形成高碳酸血症。

5.呼吸功

由于 ARDS 时肺功能改变，ARDS 患者的呼吸功也是增加的。ARDS 时呼吸功的耗氧量占全身耗氧量的 25%～50%。为维持这一水平的呼吸功，必须提供一定的能量，因而相应的血流必然从其他重要生命器官中分流出去。ARDS 时，应用机械通气辅助呼吸有利于降低患者的呼吸功，并使血流重新分布到重要生命器官中去。

6.血流动力学改变

ARDS 时血流动力学改变并非特异性，随着急性肺损伤的进展、条件不同、血流动力学也有各种变化。实际上，血流动力学在各种特异类型的 ARDS 患者中的变化，主要反映其基础疾病本身。然而，当有肺水肿存在时，较低的肺动脉楔压，则有力地支持非心源性肺水肿。但是，由于常常有液体容量过量，肺动脉楔压也可增加，其他并发症（如心肌功能不全）也可使临床表现不典型。一般而言，肺微血管压力大于 18 mmHg(2.4 kPa)时，静水压力升高后，才会发生肺水肿，这一水平的压力(18 mmHg)常用于诊断 ARDS。许多 ARDS 的研究表明，ARDS 的肺动脉压比较低。18 mmHg 可作为诊断 ARDS 的一个标准。

ARDS 时，肺循环压力的增加是多因素的。如由于低氧血症所致的肺血管收缩以及某些血管活性物质的作用，如血栓素，血小板栓塞所致的血管管腔阻塞，血管周围水肿，肺组织发生纤维化后造成的血管闭塞等。最初几天，血管活性物质的作用和血小板栓塞可能是最重要的因素。降低通向损伤肺区的血流，来改善通气/血流比值和降低肺泡内水肿液的蓄积，可以达到较好的效果。在晚期阶段、持续和继续恶化肺循环高压，可能反映了肺纤维化的程度。ARDS 后期的肺循环高压意味着预后不良，也直接表明了纤维化的程度。由于周围组织中，氧摄取的异常、ARDS 患者的耗氧量和氧输送量也是受损的。

7.肺血管改建与肺纤维化的机制

ARDS时除肺泡-毛细血管受损外,常常可发生肺血管改建,尤其可发生于存活较久的患者。肺泡管和肺泡伴行的细动脉出现平滑肌细胞前体,并发生肌化,肌型和部分肌型细动脉中膜增厚,管腔变细,甚至阻塞闭锁,以致肺血管的数目减少。闭锁的血管有时可再通。较大的肺动脉也可发生中膜与外膜增厚。肺动脉结构改建可能为ARDS患者肺血管阻力和肺动脉压增加的重要原因。ARDS的病因如败血症等均可引起肺血管改建。

ARDS时肺间质改变可继发于肺微血管和上皮细胞损伤,而发生弥漫性的病变。肺泡-毛细血管的基底膜可完整或成复层。除水肿出血外,基质中胶原增加,胶原类型改变,Ⅰ型增多,Ⅲ型与Ⅰ型之比显著下降,弹性蛋白、蛋白多糖和糖蛋白也有变化。间质内炎性细胞增加,间质细胞增生肥大,有的发生表型的改变;如在成纤维细胞间出现肌成纤维细胞。ARDS发病2周后就可出现纤维化,慢性期肺间质增厚,肺泡-毛细血管膜被大量纤维组织所代替,肺泡腔与肺泡管内渗出物机化,发生间质与肺泡纤维化。

纤维化的发生机制可能为:①胶原、弹性蛋白、纤维连接蛋白等对成纤维细胞和单核细胞有趋化作用,可吸引成纤维细胞进入肺泡腔,肺脂质过氧化产物也可引起成纤维细胞浸润。②肺泡巨噬细胞和淋巴细胞产物、内毒素、纤维连接蛋白可影响成纤维细胞的代谢,促进其增殖,纤维连接蛋白又是成纤维细胞附着和生长的良好支持,成纤维细胞被激活后生成的前胶原增加,转变为胶原沉积。③血小板黏附于损伤组织,释放PDGF与表皮生长因子,促进成纤维细胞在损伤部位聚集增殖。④肺泡巨噬细胞表达特异性内源性纤溶酶原激活剂抑制物(plasminogen activator inhibitor,PAI)增加,正常肺内富含尿激酶,PAI可调节其活性,ARDS时PAI合成与释放增加,可抑制纤维蛋白溶解,可能为促进纤维蛋白机化的一个原因。⑤抑制胶原酶活性的因子多于增进其活性的因子,沉着与降解处于动态平衡状态,肺急性损伤改变其代谢,使修复反应不适当,胶原合成加快或降解缺陷,肺泡及间质胶原过度沉积,控制失调而导致愈合异常,发生肺纤维化。

## 第二节 高碳酸-低氧性呼吸衰竭

高碳酸-低氧性呼吸衰竭(HHRF)为一种威胁生命的严重病理状况,伴有$CO_2$的大量滞留,故也称为通气衰竭。根据方程式:$PaCO_2=K(VCO_2/VA)$,$PaCO_2$与肺泡通气(VA)成反比关系,而$PaCO_2$与单位时间内二氧化碳产量成正比。引起二氧化碳产生增加的原因有:体温升高、感染、败血症、癫痫等引起的肌肉抽搐以及不适当大量补充高二氧化碳负荷的营养物质(如葡萄糖)。相反,昏迷等致肌肉活动减低,物理降温及人工冬眠后二氧化碳产生减少。肺泡通气量为每分通气量与每分无效腔通气量之差,因而每分通气量减少或生理无效腔增大,均可发生高碳酸血症。

二氧化碳产量($VCO_2$)稳定状况下,每分钟生成的$CO_2$通常由患者的代谢所决定的。因而，$PaCO_2$水平的增加，通常是由肺泡通气的降低或低通气所致。$CO_2$排出障碍，其机制随病情的不同而变化。在COPD或哮喘中，常常有严重的气流障碍(阻塞)、通气中枢改变(镇静药过量)或神经肌肉疾患。HHRF通常由$PaCO_2$的水平来定义，然而找到一个绝对正确的数值来表示呼吸衰竭是相当困难的，因为这不仅取决于患者病情恶化的原因，而且与患者原发疾病有关。在COPD中，$PaCO_2>55$ mmHg，如原先$PaCO_2$正常，即可考虑呼吸衰竭。但是在急性哮喘、药物过量或神经肌肉疾病患者，$PaCO_2>45$ mmHg就相当重要。对于已知有慢性高碳酸血症的患者，尚没有一个确切的$PaCO_2$来提示病情的恶化。由于肾脏的代偿和剩余碱过量，动脉血pH总不能实际反应$PaCO_2$的上升。25%的急性呼吸衰竭患者在住院时，由于VA的短暂增加，pH可得到代偿。在低通气期间，$PaCO_2$和$PaO_2$的水平几乎以相等数量互换位置，而肺泡动脉氧分压差并无明显增加。

## 一、高碳酸-低氧性呼吸衰竭的病因和分类

### (一)高碳酸-低氧性呼吸衰竭的病因

通常，临床上可将$PaCO_2$升高所致的高碳酸血症原因归纳为以下几种：①通气驱动力下降导致的急性通气衰竭。②神经肌肉疾病和呼吸肌疲劳等产生的通气频率减慢、幅度缩小，而致每分通气量绝对不足。③限制性肺疾患所致的急性通气衰竭。④阻塞性通气障碍时，无效腔通气量增加，但因气道阻力增加，呼吸功增大，呼吸肌疲劳，每分通气量得不到足够的代偿性增加，而发生每分通气量相对不足。⑤血管疾患造成的急性通气衰竭。⑥各种原因所致二氧化碳产量增大，而肺泡通气量不能得到相应提高，在呼吸衰竭经机械通气治疗好转，脱离通气机之初，如补充大量高二氧化碳负荷的营养物质，使二氧化碳产量增高，因此时患者通气功能增加有限，往往可发生高二氧化碳血症，又需要机械通气。

### (二)高碳酸-低氧性呼吸衰竭的分类

1.通气驱动降低所致的通气衰竭

(1)药物所致：药物引起的通气驱动的降低相当常见，阿片是最强有力的通气驱动抑制剂，既能抑制缺氧所致的呼吸驱动，又能抑制高碳酸血症所致的呼吸驱动；但其他药物，如各种镇静药物、催眠药和抗焦虑药，只要服用剂量足够大，均可发生通气驱动的抑制。当药物从体内得以清除，患者可以逐渐恢复自主呼吸。

(2)疾病所致：肥胖低通气综合征，其特点为对低氧血症和高碳酸血症反应迟钝，某些情况下，患者首先出现的临床症状是急性通气衰竭，常常合并有严重的高碳酸血症和呼吸性酸中毒。患者典型的临床表现：体重增加、显著的水潴留和肺心病的临床特征。由于胸壁顺应性降低、心脏肥大和大量胸腔积液等因素，患者呼吸功增加，可进一步加重低氧血症，这些也与呼吸肌群疲劳有关。黏液性水肿、因性腺功能减退而应用外源性睾丸激素治疗的患者，由于通气功能低下，同样也可以出现低氧和(或)高碳酸血症。急性卒中是引起急性通气衰竭的另一个通气驱动性疾病。

(3)原发性肺泡低通气(primary alveolar hypoventilation，PAH)所致：PAH为一种原因不明的低通气疾病，其特征为慢性高碳酸血症和低氧血症，诊断原发性肺泡低通气时，需除外各种神经系疾病，呼吸肌衰竭或通气功能障碍所致的低通气。该疾病的发生可能与代谢性呼吸控制

系统衰竭有关，使之产生的中枢性呼吸驱动作用下降。大多数患者中，在睡眠时低通气加重，常有呼吸暂停的表现。因为PAH患者的自主呼吸控制系统是完整的，PAH患者能应用过度通气来降低 $PaCO_2$ 至正常水平。PAH是一种代谢性呼吸控制系统的病变，往往与化学感受器功能障碍或脑干神经元的功能不全有关，并不是呼吸肌或通气功能障碍所引起的疾病。

2.神经肌肉损伤所致的急性通气衰竭

(1)颈脊髓束损伤：颈脊髓束上部损伤可以损伤脑干呼吸中枢的呼吸信息传递到膈肌和其他呼吸肌群。因为供应膈肌的膈神经根起源于 $C_3$ 到 $C_5$ 的脊髓段，在这一水平造成的急性损伤患者，通常需要机械通气治疗。在 $C_1$～$C_2$ 脊髓水平造成的损伤，患者需要终身机械通气治疗；而在 $C_3$～$C_4$ 水平造成的损伤，患者最终可能部分依赖呼吸机。$C_4$ 水平以下的损伤，患者可能不需要机械通气，除非患者还有其他并发症，例如胸内创伤或者精神状态的损伤。

脊髓束损伤的病理效应，在初期有肺容积的丧失，患者不能深呼吸(易产生肺不张)，不敢咳嗽(易发生肺炎和其他并发症)和损害低氧性血管收缩，如果伴有肺不张或发生肺炎，易出现严重的和常常为难治性低氧血症。尽管患者的短期内病程与脊髓损伤的部位相关，但是，回顾性研究发现脊髓损伤的患者，如果和脊髓损伤的水平相比较，其病死率和住ICU的时间与发生肺炎及其他呼吸系统并发症更为相关。

(2)影响膈神经的损伤或疾病：膈神经损伤可以导致膈肌麻痹，其原因大都为膈神经损伤，通常发生在单侧膈神经，往往与心脏手术有关。临床表现差异很大，轻者仅仅在放射学检查时被发现有异常，而无临床症状；重症患者则需要长期机械通气治疗。双侧膈肌麻痹是急性通气衰竭的罕见原因，某些患者可能既无创伤也无手术治疗的病史，也不能发现系统性疾病或者某些特异的病因。神经肌肉疾病的最初表现可能为通气肌群无力，例如重症肌无力和肌萎缩性(脊髓)侧索硬化。

(3)神经肌肉疾病：急性麻痹和神经肌肉通气衰竭最常见的原因是急性炎症性脱髓鞘性多发性神经病(吉兰-巴雷综合征)，患有此综合征的患者，约1/3可发生急性通气衰竭。血浆交换免疫球蛋白治疗能改善患者的预后，但仍然有3%～8%的患者死亡；存活的患者中，5%～10%可能仍然合并有严重的残疾。重症肌无力所致的急性通气衰竭相对而言较为少见。肌萎缩性(脊髓)侧索硬化和其他运动神经元疾病可以出现进行性的延髓性麻痹和通气肌群无力，其临床表现和进展情况各有异同。典型肌萎缩性(脊髓)侧索硬化病例在确诊之初，即可有通气肌群的无力。然而，呼吸困难或急性通气衰竭也可能是运动神经元疾病的最初临床表现。此外，肉毒杆菌中毒仍然是急性通气衰竭的重要原因。皮肌炎也可造成呼吸肌群的无力，如病情严重同样会伴发急性通气衰竭。

(4)重症患者伴有神经肌肉无力：重症患者伴有神经肌肉功能不全常常是难以撤离呼吸机的重要原因。以下几种情况常见：①长期使用神经肌肉阻断剂。机械通气患者中有时在应用镇静剂的同时，还应用神经肌肉阻断剂以降低氧耗量，如果患者有肝功能不全，尤其存在肾功能不全，则大部分神经肌肉阻断剂排出会变慢，这种清除延缓的后果常常可以造成长期的肌无力。②危重症疾病合并多发性神经病变和肌病。住入ICU的患者常常合并全身性炎症反应综合征(SIRS)，如果进行神经生理检查可以发现患有危重症疾病合并多发性神经病变和肌病，临床上患者表现为严重的神经肌肉无力，并长期依赖呼吸机治疗，这种情况在没有控制的高血糖症患者中更易发生，神经传导试验或肌电图检查可以明确这一疾患。③急性四肢瘫痪性肌病。发生急性肌病后，患者表现为严重的衰弱，需要长期机械通气治疗，这种情况见于重症哮喘患者在使用皮质激素治疗的同时，也应用神经肌肉阻断剂，患者通常应用较大剂量的皮质激素，但是也可见于没有使用皮质激素和神经肌肉阻断剂的患者，这些患者的近端和远端肌群均可受到影响，包括膈肌肌电图或肌活检可协助诊断。④呼吸机诱发膈肌功能不全。机械通气本身可以诱发膈肌功能不全。动物实验表明：3～10 日的控制机械通气，如果无自主呼吸则膈肌的收缩能力会发生时间相关性降低。

3.限制性通气功能障碍所致的急性通气衰竭

(1)胸壁和胸膜疾病：严重的脊柱后侧凸所致的肺部受限和通气肌群功能不全，常常可导致进行性呼吸功能障碍，可以表现为急性或慢性通气功能障碍急性发作。脊柱后侧凸的患者合并急性呼吸衰竭时，其肺和胸壁均有功能不全的表现。胸腔积液或气胸也可能参与急性呼吸衰竭的发作，但患者往往存在限制性或阻塞性通气功能障碍。肥胖低通气综合征伴有失代偿性肺心病是慢性呼吸衰竭急性发作的另一种类型，常常表现为限制性通气功能障碍。

(2)肺实质疾病：特发性肺间质纤维化(IPF)和其他肺实质限制性疾病往往伴有高通气，而不是低通气。但是，在这些疾病的晚期阶段可并发急性通气衰竭，可以为原发疾病过程的临床表现，或者是合并肺炎，也可能是外科手术及患有其他伴随疾病的缘故。晚期 IPF 患者可以出现严重的肺部僵硬和阻力增加的表现，伴有急性通气衰竭和低氧血症，往往需要机械通气治疗。这些晚期肺间质疾病患者，如果出现通气衰竭，则预后相当差。

4.气道阻塞所致的急性通气衰竭

(1)上气道阻塞：上气道阻塞偶尔可以引起急性通气衰竭。患者常常急剧发病，如外来异物阻塞声门、急性会厌炎造成会厌水肿等。病程亦可呈隐匿性，发病过程需要数月，如气管内肿物。进行性上气道狭窄，患者往往在静息时尚可耐受，但是当气道直径狭窄至 5 mm 时，为狭窄的最低限度，则易发生急性通气衰竭。当然，狭窄的部位和狭窄的变异程度也决定其临床表现。病理生理上，上气道阻塞引起急性通气衰竭的主要原因是气道阻力的增加，此时呼吸肌群不能再维持适当的每分通气量和二氧化碳的动态平衡。

(2)慢性阻塞性肺疾病(COPD)：COPD 急性加重是急性通气衰竭的最常见原因，细菌感染或病毒感染是最为常见的诱因，其他原因还有急性肺炎、充血性心力衰竭、肺栓塞、气胸和环境因素等。诱因破坏了呼吸系统通气储备与代谢需要之间的平衡，将导致 COPD 患者急性通气衰竭的发生。急性通气衰竭是呼吸肌群承受的高吸气负荷与既已存在的解剖和(或)生理异常相互作用的结果，是神经肌肉代偿能力与呼吸系统所承受的机械负荷之间的一种失衡，这种失衡触发了继发于呼吸肌疲劳的通气衰竭。其病理生理如下。

1)呼吸系统所承受的负荷增加：急性通气衰竭的各种诱因可通过减少胸壁和(或)肺的顺应性而增加弹性负荷，也可通过引起气道病变而增加非弹性负荷。另外，中枢驱动力的降低或神经肌肉的异常可降低呼吸泵功能，从而造成肺泡通气不足。

2)呼吸系统力学异常：气道阻力增加是 COPD 最重要的特征，所有其他病理生理异常都起因于气道阻力的增加。COPD 患者在呼气相时气道阻力增加明显，在高肺容量时，呼气相阻力与吸气相阻力之比为 2∶1，而在低肺容量时上升到 10∶1。低肺容量时气道阻力的显著增加与呼气时小气道的塌陷有关，其原因主要是肺泡壁和周围支持结缔组织结构的破坏。这些支持结缔组织可在呼气时，当周围压力超过气道内压力时，维持气道的开放。这些结构的丧失使气道在呼气相时发生塌陷，甚至在较高肺容量时也可发生，从而造成气流阻塞和气体陷闭。如果呼气时增加呼气力量，只能使已塌陷的气道更趋于闭塞，并不能增加呼气流速，这种现象有时被称为气流限制性"阻塞点"。COPD 急性加重期的机械通气治疗原则正是基于呼气气流受限这一概念。气道阻力的增加及呼气气流受限会妨碍肺泡充分排空，从而增加动态过度充气及内源性 PEEP(PEEPi)。PEEPi 是指呼气末肺泡内所产生的正压。肺脏不能同到功能残气位——对抗弹性力量的平衡点，于是肺的弹性回缩力就产生了一种正压。"动态过度充气"是指肺部气体排空延缓而引起呼气末肺容量增加，是产生 PEEPi 的原因。从本质上看，PEEPi 的发生与肺部完全排空所需时间超过呼气时间有关。在呼气末，如果呼气肌群持续收缩，也可发生 PEEPi。这与腹内压升高传递到肺部有关。PEEPi 与外源性 PEEP 不同，并不能从外界随意调节，但是 PEEPi 对呼吸功和血流动力学的影响与外源性 PEEP 类似。在机械通气时，PEEPi 也称为隐性 PEEP，因为 PEEPi 的存在不能为常规压力测定技术所检测到。

急性通气衰竭患者气流受限和被动性及动态性过度充气的总的结果是：维持正常肺泡通气所需的呼吸功将增加 2～3 倍，这使吸气肌负担加重。有人对机械通气的 COPD 患者吸气功的增加成分进行了分析，并与健康人比较，发现吸气功的静态成分和动态成分均增加，吸气功中所有的静态成分及吸气功总增加量的 57% 是由 PEEPi 引起的。COPD 患者在自主呼吸时，PEEPi 为 13～15 cm $H_2O$，而在机械通气时，可高达 20 cm $H_2O$。大部分动态功的增加是由高气道阻力引起，肺和胸壁的黏弹性行为以及时间常数的不等在动态功的增加中也起一定作用。

3)呼吸肌群功能异常：如前所述，许多诱因可引起呼吸肌群肌力的降低，COPD 患者呼吸系统的异常也能改变吸气肌的功能。肺容量增加使膈肌低平，肌小节平均长度变短、产生最大收缩力的能力下降。按照拉普拉斯(Laplace)定律，横膈的曲度半径增加时，肌张力变大，使血流受阻。横膈和胸壁之间的并行空间缩小，使横膈对肋骨的束缚作用受限。由于胸壁的过度膨胀，使辅助吸气肌参与呼吸，增加了呼吸氧耗与增加的血流阻力一起，使能量供求失衡，导致呼吸肌疲劳。

4)血气异常：COPD 患者合并急性通气衰竭时，低氧血症是一个普遍的现象，高碳酸血症也很常见，尤其在严重急性通气衰竭时更为显著。V/Q 比例失调是引起低氧血症的主要因素，心排血量改变导致的混合静脉血氧分压的改变也是引起 $PaO_2$降低的原因之一。肺泡水肿或肺炎时肺内分流的存在，使生理无效腔与潮气容积比(VD/VT)增加，机体通过增加每分通气量以使静息时 $PaCO_2$接近正常。当 VT 保持不变时，每分通气量的增加是通过增加呼吸频率(RR)实现的，与正常人相比，RR 增加了 50%～100%。V/Q 分布的不均一性也会导致高碳酸血症。浅快呼吸、氧疗、使用镇静剂及呼吸肌群的疲劳都能引起肺泡通气不足，从而引起高碳酸血症。

5)心血管系统功能异常：肺气肿可造成肺毛细血管床丧失、肺血管横断面积减少。持续性低氧血症和呼吸性酸中毒可引起肺血管收缩。两者共同作用导致肺动脉高压的发生。血液黏稠度的增加和呼气气流阻塞所造成的胸膜腔内压增加在促进肺动脉高压的发展中也起一定作用。长期肺动脉高压可引起右心结构和功能紊乱。尸检发现约 50%的 COPD 患者存在右心室肥厚。右心室射血分数有明显下降者达 53%。即使在静息状态下右心室功能正常者，活动后也会出现心功能的异常。COPD患者左心室功能也受到影响，这是由于右心房压力增加和胸膜腔内压增加使静脉血回流减少以及右心室的扩张效应使左心室射血功能降低。肺脏的过度充气也会对心脏产生直接压迫作用。

6)睡眠-病态呼吸：重症COPD患者有很高的睡眠-病态呼吸发生率，估计阻塞性睡眠呼吸暂停在COPD患者中的发生率为10%～15%，高于一般人群的3%～4%。而且COPD患者经常出现与呼吸暂停无关的氧饱和度下降，有时非常严重，这在快速眼运动(REM)睡眠期间最易发生。醒时较低的$PaO_2$可提示这一点。这种现象至少部分是由于低通气所致，因为据报道氧饱和度下降时经皮$PaCO_2$升高。部分患者的氧饱和度下降被认为与通气血流比例失调有关，因为不是所有的病例均能以低通气解释。这种夜间气体交换紊乱扰乱了COPD患者的睡眠，使REM睡眠减少，总睡眠时间缩短，睡眠质量差。

(3)哮喘：哮喘所致的急性通气衰竭不常见。一般而言，只要哮喘患者坚持应用糖皮质激素吸入治疗，监测峰流速和按照峰流速率选择治疗方案，患者不会发生呼吸衰竭。但是，如果哮喘触发因素持续存在，如呼吸道感染，糖皮质激素使用不当，水、电解质紊乱和酸中毒，精神因素，阿司匹林或其他非甾体抗炎药物的不适当使用或出现严重的并发症，患者可以出现重症哮喘。通常，重症哮喘是指哮喘患者虽经吸入糖皮质激素(≤1 000 μg/d)和应用长效$\beta_2$受体激动剂或茶碱类药物治疗后，哮喘症状仍持续存在或继续恶化，或哮喘呈爆发性发作，从哮喘发作后短时间内即进入危重状态。这类哮喘患者可能迅速发展至急性呼吸衰竭并出现一系列的并发症，既往也称之为“哮喘持续状态”。重症哮喘对常规治疗反应较差，与其特异的病理生理机制有关。重症哮喘发病机制中，支气管黏膜水肿和黏液栓塞比支气管痉挛起了更为重要的作用，因而其哮喘症状难以缓解且对支气管扩张剂反应欠佳，故哮喘持续状态是临床上支气管哮喘的危重症，可严重地影响气体交换，如病情不能得到有效的控制，可危及患者的生命。重症哮喘临床上可以分为两种类型：急性重症哮喘和急性窒息性哮喘。

1)急性重症哮喘：本组女性最为常见，约70%的患者发展为呼吸衰竭。患者病情往往难以控制而导致中到重度的气流受阻。还有部分患者由于呼吸困难的主观感觉下降，对于慢性的气流阻塞有很大的耐受性，因而这部分患者发生重症哮喘甚至致死性哮喘的危险性更大。此外，由于这部分患者常规使用$\beta_2$受体激动剂，较少发生支气管痉挛，对于治疗反应慢，即使系统使用糖皮质激素效果也不好。但清除气道分泌物可大大改善患者的病情。

2)急性窒息性哮喘：有少数年轻重症患者从首次哮喘发作到呼吸停止往往不到3 h，发作前症状很轻甚至无症状，但气道反应性很高。这类型哮喘可能与某种特异性变应原刺激有关，但具体是何种变应原目前尚不明了。此种哮喘发作与急性支气管痉挛和中性粒细胞浸润有关，而与嗜酸性粒细胞无关。对于这部分患者若积极使用支气管扩张剂往往能收到很好的效果。即使需要气管插管或机械通气治疗，也可能在短时间内改善病情。

重症哮喘的病理和病理生理机制：重症哮喘的气体交换、血流动力学均有明显的异常，气道的阻力明显升高。重症哮喘的组织学特点是气道壁水肿、黏液腺肥大、黏稠的分泌物广泛地阻塞大小气道。分泌物的成分包括黏液、脱落的上皮细胞、嗜酸性粒细胞、纤维蛋白原和其他血浆蛋白。黏液的嵌顿、细胞浸润、支气管黏膜和黏膜下水肿以及气道平滑肌的收缩导致了气道阻力在吸气和呼气时均大大增加。以上气道的病理学改变也引起了肺泡通气/血流比例的失调

(在某些肺泡区 V/Q 比值降低)以及氧的弥散距离增大。在重症哮喘患者常见中度低氧血症,但此种低氧血症易被高流量的氧疗所纠正。采用多价惰性气体研究重症哮喘患者低氧血症的原因,结果表明低氧血症的发生并非真性分流所致,而是由于肺的大部分灌注区域 V/Q 比例失调,低氧血症的严重程度与肺活量异常的严重程度的关系不大。

小气道阻塞可导致肺泡过度充气以及相应区域毛细血管的灌注减低;灌注减低而通气正常会导致无效腔的增大,使有效通气量降低。哮喘急性发作时,多数患者表现为过度换气,通常动脉血 $PaCO_2$降低。若动脉血 $PaCO_2$正常或增高,临床医师应高度警惕呼吸衰竭的可能性或是否已经发生了呼吸衰竭。气道阻塞可大大增加呼吸功。哮喘急性发作时,吸气相跨肺压可达 50 cm $H_2O$(正常呼吸时吸相跨肺压为 5 cm $H_2O$),此时呼气相也变成主动过程,患者用力呼气,将肺内残气排出狭窄的气道,但是此时的呼气流率明显降低,呼气时间延长,肺内残气量增加。肺的代偿性变化为过度充气,在这种情况下,呼出气流量超过肺容量,但最终可造成吸气肌肉起始收缩时的静息长度变短,吸气肌肉的收缩力下降。在肺内残气不能完全排空时,内源性呼气末正压(PEEPi)增大,导致吸气功耗增大。

哮喘持续状态时,也存在血液循环的紊乱。胸膜腔内压增高可降低静脉回流,虽然静脉回流的降低可通过增强吸气来代偿,但是随着右室充盈的增加,室间隔移向左室,导致舒张功能受损以及充盈不完全。吸气时胸内负压的增大可降低心室肌肉的收缩力,进而增加左心室的后负荷,肺动脉压力可因肺的过度充气而增高,肺动脉压的增高又可增加右心室的后负荷。以上病理生理改变最终将导致每搏量和收缩压的下降(收缩压在吸气和呼气末的变化更为明显)。重症哮喘时,若脉搏反常超过 10 mmHg 提示 $FEV_1 < 1$ L。

5.血管疾病所致的急性通气衰竭

患有肺血管疾病时,由于生理无效腔的增加,相对于每分通气量而言,肺泡通气量是下降的。在这种情况下高碳酸血症可能发生,但是稍增加总通气量即可预防,肺血管疾病患者很少发生急性通气衰竭。例如,肺血栓栓塞时,患者如果没有并发其他疾病(重症 COPD 或药物诱发的通气驱动低下),高碳酸血症很少见。肺循环疾病,如肺静脉空气栓塞,可能发生急性通气衰竭,但这种情况很罕见。此时,患者有高碳酸血症,动脉血二氧化碳水平和呼出气二氧化碳水平之间可有显著差异。

## 二、高碳酸-低氧性呼吸衰竭的临床特征和对机体的影响

### (一)高碳酸-低氧性呼吸衰竭的临床特征

如果通气需要超过患者的通气供应能力(泵衰竭)或者由于患者的呼吸驱动不足,肺泡通气与二氧化碳生成相比较,就显得不足。尽管急性通气衰竭是一种肺泡通气衰竭,也常常存在低氧血症。按照气体交换方程式:$PaO_2 = PIO_2 - (PaCO_2/R)$,可以解释肺泡低通气时出现动脉血氧分压下降的机制。应用方程式也能获得肺泡 $PaO_2$,从而计算肺泡-动脉氧分压差。通过计算,能够分辨两种不同的低通气,一种为单纯的低通气,其肺泡-动脉氧分压差正常;另一种是通气/灌注比例降低和右向左的分流。如果气体交换严重恶化,高碳酸血症也可为低氧性呼吸衰竭的一个临床表现。ARDS 患者右向左的分流和通气/灌注比例降低,根据 Bohr 方程式,VD/VT 可以增加,从而影响二氧化碳的排出并造成高碳酸血症。

(1)HHRF 继发于每分通气量的下降继发性的每分通气量下降所致的 HHRF 见于多种情况和疾病。每种疾病或病情情况，从症状、体征到基本病理改变都有其本身的特征。

呼吸衰竭可表现为急性发作，如：高位脊髓受损伤或肉毒中毒；亚急性发作可见于多发性神经炎或重症肌无力；缓慢发生的呼吸衰竭常见于甲状腺低下和呼吸肌群的萎缩。脊柱侧凸所致心肺疾病和肥胖低通气综合征、睡眠呼吸暂停综合征，到发生呼吸衰竭，常需数十年的时间。许多慢性神经肌肉或骨骼肌肉疾病中，一些微小的呼吸系统病变也许就能加重呼吸衰竭，如重症肌无力患者，发生吸入性肺炎等。

(2)HHRF 继发于下呼吸道疾病 COPD 和哮喘是急性 HHRF 的主要原因。许多患者常有急性发作的病史或过去曾有急性呼吸衰竭的病史。查体可发现患者有呼吸困难、焦虑和呼吸频率增加，发绀明显，但如无明显发绀也不能排除严重的低氧血症。偶可有视神经乳突水肿，球结膜水肿，多见于昏迷的患者，但是也可为呼吸衰竭的突出症状。严重的 COPD 患者常见室性心律失常和右心衰竭的症状。胸像可以发现慢性肺部病变或急性肺部浸润性改变，然而，许多 HHRF 患者的胸像帮助不大，白细胞增多意味着感染。

(二)高碳酸血症对机体的影响

$PaCO_2$升高对机体的危害程度与 $PaCO_2$的绝对值有关，但主要与 $PaCO_2$增高的速度有关。如 COPD 患者长期逐步形成的二氧化碳潴留，机体通过各种代偿机制已慢慢耐受，并不对机体产生大的危害。相反，如在短时间内 $PaCO_2$迅速升高，则对机体危害更大。高碳酸血症对机体的影响来自二氧化碳本身的直接作用及氢离子浓度升高两个方面，慢性二氧化碳潴留因机体代偿，pH 往往在正常范围，故对机体影响较少。

1.对神经系统的影响

高碳酸血症对神经系统的影响包括以下几方面。

(1)对脑血流的影响：$PaCO_2$的升高可引起脑血管扩张，因而脑血流量增加，$PaCO_2$每升高 0.133 kPa(1 mmHg)，脑血流量增加约 4%。脑血流过度增加可产生头痛、颅内压升高。

(2)对脑脊液的影响：与 $H^+$、$HCO_3^-$ 相比，二氧化碳较容易透过血脑屏障，在急性通气衰竭时，数秒钟内脑脊液 pH 即可发生改变。再加上二氧化碳本身的作用，呼吸中枢兴奋，通气量增加，并产生相应的细胞代谢改变。

(3)对意识的影响：二氧化碳潴留对中枢神经有类似氧化亚氮(笑气)的麻醉作用，出现所谓的二氧化碳麻醉，患者可出现嗜睡、昏迷，但也可表现为扑翼样震颤、抽搐等。

(4)对周围神经的影响：刺激交感神经，使儿茶酚胺分泌增多。

2.对循环系统的影响

$PaCO_2$升高可使心率减慢、心肌收缩力下降，但这些作用可被儿茶酚胺的释放作用所掩盖，其结果是血管阻力轻度下降，心排血量增加，血压轻微升高。$PaCO_2$升高使血管平滑肌松弛，血管扩张，而继发的儿茶酚胺增多则引起血管收缩，其结果与单纯缺氧相类似，心、脑、皮肤血管扩张，血流量增加，肺、肾、腹腔脏器血管收缩，血流量减少。急性二氧化碳潴留也可引起心律不齐，有的呼吸衰竭患者在行气管插管时，偶可发生心搏骤停，可能与 $PaCO_2$高加强了迷走神经对心率的抑制作用有关。

3.对呼吸系统的影响

二氧化碳是强有力的呼吸兴奋剂 $PaCO_2$ 增高兴奋呼吸中枢，增加通气量，吸入15%以下二氧化碳时，$PaCO_2$ 每增高0.133 kPa(1 mmHg)每分通气量可增加2 L，但COPD患者因长期二氧化碳潴留，中枢对二氧化碳反应并不敏感。$PaCO_2$ 升高引起肺小动脉轻度收缩，二氧化碳对支气管平滑肌的直接作用是使其松弛，但它也通过刺激迷走神经使平滑肌收缩。因 $PaCO_2$ 升高肺泡气二氧化碳分压（$PaCO_2$）相应升高，$PaCO_2$ 相应下降，$PaO_2$ 亦可有一定程度下降。$PaCO_2$ 升高使血红蛋白氧解离曲线右移，有利于组织细胞对氧的利用。

4.对肾及电解质的影响

轻度高碳酸血症对肾小球滤过率影响不大，当 $PaCO_2$ 大于60 mmHg(8 kPa)，pH明显下降时，肾血流量可减少，引起少尿。为代偿呼吸性碱中毒近端肾小管回收碳酸氢钠增多，但当二氧化碳高度潴留时，这种能力可能会减弱。$PaCO_2$ 升高直接影响到pH，可产生呼吸性酸中毒，继而钠离子和氢离子进入细胞内，钾离子转到细胞外，肾代偿性减少碱的排出，使碳酸氢根增多，并可因此产生低氯血症。

## 第三节 急性呼吸衰竭的并发症

急性呼吸衰竭的并发症大致分为呼吸系统、心血管系统、胃肠道、肾脏、感染、营养和其他几个方面。

### 一、呼吸系统

急性呼吸衰竭时肺部的并发症包括：肺栓塞、肺部气压伤、肺纤维化和应用机械通气后产生的直接并发症。监护病房中1/4以上的急性呼吸衰竭患者可发生肺栓塞，这种情况下，诊断较为困难，因为患者有广泛的肺部疾病、异常的气体交换，其临床表现、影像学检查以及病理生理改变，与肺栓塞有相似之处。肺部气压伤，是指患者接受机械治疗之后，正常情况下不含有气体的组织结构内，出现了肺泡以外的气体。常见于ARDS的患者。肺部气压伤的表现有肺间质气肿、气胸、纵隔气肿、气腹、皮下气肿和胸膜下含气囊肿等。急性肺损伤伴发ARDS之后，常出现肺纤维化。此外，应用高浓度氧吸入之后可加速肺纤维化的发生。临床上常用的检查方法，如肺动脉漂浮导管、气管插管和气管切开等也可产生某些肺部并发症。

### 二、心血管系统

ARDS患者的心血管系统并发症，包括高血压、心排血量下降、心律失常、心包炎和急性心肌梗死等。这些并发症常常与患者的基础疾病过程、机械通气或应用肺动脉漂浮导管有关。

### 三、胃肠

急性呼吸衰竭时主要的胃肠道并发症有：胃肠道出血、腹胀、肠梗阻、腹泻和气腹。急性呼吸衰竭时应激性溃疡相当常见，其相关的危险因素有创伤、各种原因所致的休克、脓毒血症、肾衰竭和肝病。

### 四、感染

医院内感染是急性呼吸衰竭的一个常见并发症。其中以肺炎、脓毒血症和泌尿系统感染最为常见。这些感染常发生在应用某些医疗器具之后，包括气管插管和气管切开，应用中心静脉和肺动脉导管和导尿管等。医院内获得性肺炎在ICU内的发生率为70%，尤其好发于ARDS患者。长时期机械通气往往是发生医院内获得性肺炎的先兆因素。呼吸衰竭患者如长期住在内科ICU也易发生医院内获得性肺炎，且有较高的死亡率。

### 五、肾脏

10%～20%的急性呼吸衰竭患者可发生急性肾衰竭。急性呼吸衰竭患者预后较差且病死率较高。发生急性肾衰竭的原因相当多，其中包括因低血压和应用肾毒性药物所致的肾前性氮质血症和急性肾小管坏死。

### 六、营养

急性呼吸衰竭患者营养方面的并发症，包括营养不良及应用经肠营养或肠外营养的各种并发症。经肠营养的并发症有经鼻胃管所致的鼻窦炎和吸入性肺炎。此外，呕吐、腹胀和腹泻也较为常见。肠外营养的并发症有静脉插管时发生气胸、感染（如导管相关的脓毒血症）或代谢的异常（如代谢性酸中毒、高血糖、高渗性昏迷和低磷血症等）。经肠营养或肠外营养所诱发的高碳酸血症可使通气储备受限的患者治疗更为困难。

# 第八章　胸膜疾病

## 第一节　胸腔积液

胸膜腔是位于肺和胸壁之间的一个潜在的腔隙。正常情况下，脏层胸膜和壁层胸膜表面上有一层很薄的液体，在呼吸运动时起润滑作用。胸膜腔和其中的液体并非处于静止状态，在每一次呼吸周期中胸膜腔的形状和压力均有很大变化，使胸膜腔液体持续滤出和吸收并处于动态平衡，任何因素使胸膜腔内液体形成过快或吸收过缓，都会产生胸腔积液（简称胸腔积液）。

### 一、病因与发病机制

胸腔积液是常见的内科问题，肺、胸膜和肺外疾病均可引起。临床上常见的病因和发病机制如下所述。

（1）胸膜毛细血管内静水压增高：如充血性心力衰竭、缩窄性心包炎、血容量增加、上腔静脉或奇静脉受阻，产生胸腔漏出液。

（2）胸膜通透性增加：如胸膜炎症（肺结核、肺炎）、结缔组织病（系统性红斑狼疮、类风湿关节炎）、胸膜肿瘤（恶性肿瘤转移、间皮瘤）、肺梗死、膈下炎症（膈下脓肿、肝脓肿、急性胰腺炎）等，产生胸腔渗出液。

（3）胸膜毛细血管内胶体渗透压降低：如低蛋白血症、肝硬化、肾病综合征、急性肾小球肾炎、黏液性水肿等，产生胸腔漏出液。

（4）壁层胸膜淋巴引流障碍：癌性淋巴管阻塞、发育性淋巴管引流异常等，产生胸腔渗出液。

（5）损伤：主动脉瘤破裂、食管破裂、胸导管破裂等，产生血胸、脓胸和乳糜胸。

### 二、临床表现

（一）症状

呼吸困难是最常见的症状，可伴有胸痛和咳嗽。呼吸困难与胸廓顺应性下降、患侧膈肌受压、纵隔移位、肺容量下降刺激神经反射有关。病因不同，其症状有所差别。结核性胸膜炎多见于青年人，常有发热、干咳、胸痛，随着胸腔积液量的增加胸痛可缓解，但可出现胸闷、气促；恶性胸腔积液多见于中年患者，一般无发热，胸部隐痛，伴有消瘦和呼吸道或原发部位肿瘤的症状，炎症积液多为渗出性，常伴有咳嗽、咳痰、胸痛及发热；心力衰竭所致胸腔积液多为漏出液，有心功能不全的其他表现；肝脓肿所伴右侧胸腔积液可为反应性胸膜炎，亦可为脓胸，多有发热和肝区疼痛。症状也与积液量有关，积液量少于 3～0.5 L 时，症状多不明显；大量积液时，心悸呼吸困难更加明显。

（二）体征

与积液量有关。少量积液可无明显体征，或可触及胸膜摩擦感及听到胸膜摩擦音。至大量积液时，患侧胸廓饱满，触觉语颤减弱，局部叩诊呈浊音，呼吸音减低或消失。可伴有气管、纵隔向健侧移位。肺外疾病如胰腺炎和类风湿关节炎等，引起胸腔积液多有原发病的体征。

## 三、实验室与特殊检查

（一）诊断性胸腔穿刺和胸腔积液检查

明确积液性质及病因诊断均至关重要。疑为渗出液必须做胸腔穿刺，如有漏出液病因则避免胸腔穿刺。不能确定时应做胸腔穿刺抽液检查。

1.外观

漏出液透明清亮，静置不凝固，相对比重＜1.016～1.018。渗出液可呈多种颜色，以草黄色多见，易有凝块，相对比重＞1.018。血性胸腔积液呈洗肉水样或静脉血样，多见于肿瘤、结核和肺栓塞。乳状胸腔积液多为乳糜胸。巧克力色胸腔积液考虑阿米巴肝脓肿破溃入胸腔的可能。黑色胸腔积液可能为曲霉菌感染。黄绿色胸腔积液见于类风湿关节炎。

2.细胞

胸膜炎症时，胸腔积液中可见各种炎症细胞及增生与退化的间皮细胞。漏出液的细胞数少于 $100\times10^6$/L，以淋巴细胞与间皮细胞为主。渗出液的白细胞数常超过 $500\times10^6$/h。脓胸时白细胞多达 $10\ 000\times10^6$/L 以上。中性粒细胞增多时提示急性炎症；淋巴细胞为主则多为结核性或肿瘤性；寄生虫感染或结缔组织病时嗜酸粒细胞常增多。胸腔积液中红细胞超过 $5\times10^6$/L 时可呈淡红色，多由恶性肿瘤或结核所致。胸腔穿刺损伤血管亦可引起血性胸腔积液，应谨慎鉴别。红细胞超过 $100\times10^6$/L 时，应考虑创伤、肿瘤或肺梗死。胸腔积液血细胞比容＞外周血的 50%以上时为血胸。恶性胸腔积液中有 40%～90%可查到恶性肿瘤细胞，反复多次检查可提高检出率。胸腔积液标本有凝块时，应固定及切片行组织学检查。胸腔积液中恶性肿瘤细胞常有核增大且大小不一、核畸变、核深染、核浆比例失常及异常有丝分裂等特点，胸腔积液中间皮细胞常有变形，易误认为肿瘤细胞。结核性胸腔积液中间皮细胞常低于 5%。系统性红斑狼疮并发胸腔积液时，可找到狼疮细胞。

3.pH

正常胸腔积液 pH 接近 7.6。pH 降低见于多种原因的胸腔积液，如脓胸、食管破裂、类风湿性关节炎时积液；pH＜7.0 仅见于脓胸及食管破裂所致的胸腔积液。结核性和恶性积液的 pH 也可降低。pH 对感染的鉴别诊断价值优于葡萄糖。

4.病原体

胸腔积液涂片查找细菌及培养，有助于病原诊断。结核性胸膜炎胸腔积液沉淀后做结核菌培养，阳性率仅 20%。巧克力色胸腔积液应镜检阿米巴滋养体。

5.蛋白质

渗出液的蛋白含量较高（>30 g/L），胸腔积液/血清比值大于 0.5。漏出液的蛋白含量较低（<30 g/L），以白蛋白为主，黏蛋白试验（Rivalta 试验）阴性。

6.类脂

乳糜胸的胸腔积液呈乳状，离心后不沉淀，苏丹Ⅲ染成红色；甘油三酯含量>1.24 mmol/L，胆固醇不高，脂蛋白电泳可显示乳糜微粒，多见于胸导管破裂，假性乳糜胸的胸腔积液呈淡黄或暗褐色，含有胆固醇结晶及大量退变细胞（淋巴细胞、红细胞），胆固醇多大于 5.18 mmol/L，甘油三酯含量正常。与陈旧性积液的胆固醇积聚有关，见于陈旧性结核性胸膜炎、恶性胸腔积液、肝硬化和类风湿关节炎胸腔积液等。

7.葡萄糖

正常胸腔积液葡萄糖含量与血中含量相近，随血葡萄糖的升降而改变。测定胸腔积液葡萄糖含量，有助于鉴别胸腔积液的病因。漏出液与大多数渗出液的葡萄糖含量正常；而脓胸、类风湿关节炎、系统性红斑狼疮、结核和恶性胸积液中含量可<3.3 mmol/L。若胸膜病变范围较广，使葡萄糖及酸性代谢产物难以透过胸膜，葡萄糖含量和 pH 均较低。若由肿瘤引起，提示肿瘤广泛浸润，其胸腔积液肿瘤细胞发现率高，胸膜活检阳性率高，胸膜固定术效果差，患者存活时间亦短。

8.酶

渗出液乳酸脱氢酶（lactate dehydrogenase，LDH）含量增高，大于 200 U/L，且胸腔积液/血清 LDH 比值率大于0.6。LDH 是反映胸膜炎症程度的指标，其值越高，表明炎症越明显。LDH>500 U/L 常提示为恶性肿瘤或胸腔积液已并发细菌感染。胸腔积液淀粉酶升高可见于急性胰腺炎、恶性肿瘤等。急性胰腺炎伴胸腔积液时，淀粉酶溢漏致使该酶在胸腔积液中的含量高于血清中含量。部分患者胸痛剧烈、呼吸困难，可能掩盖腹部症状，此时胸腔积液淀粉酶已升高，临床诊断应予注意。淀粉酶同工酶测定有助于肿瘤的诊断，如唾液型淀粉酶升高而非食管破裂，则恶性肿瘤的可能性极大。腺苷脱氨酶（adenosine deaminase，ADA）在淋巴细胞内含量较高。结核性胸膜炎时，因细胞免疫受刺激，T 淋巴细胞活性增强，故胸腔积液中 ADA 多高于 45 U/L，其诊断结核性胸膜炎的敏感度较高。但 HIV 合并结核性胸膜炎患者，胸腔积液 ADA 不升高。

9.免疫学检查

结核性与恶性胸腔积液中 T 淋巴细胞增高，尤以结核性胸膜炎为显著，可高达 90%，且以 $CD4^+$ 为主。结核性胸膜炎胸腔积液 γ-干扰素多大于 200 pg/mL。恶性胸腔积液中的 T 细胞功能受抑制，其对自体肿瘤细胞的杀伤活性明显较外周血淋巴细胞低，提示恶性胸腔积液患者胸腔局部免疫功能呈抑制状态。系统性红斑狼疮及类风湿关节炎引起的胸腔积液中补体 $C_3$、$C_4$ 成分降低，免疫复合物含量增高。系统性红斑狼疮胸腔积液中抗核抗体滴度可达 1∶160 以上。

10.肿瘤标志物

癌胚抗原（carcinoembryonic antigen，CEA）在恶性胸腔积液中早期即可升高，且比血清更显著。若胸腔积液 CEA>20 μg/L 或胸腔积液/血清 CEA>1，常提示为恶性胸腔积液，其敏感性为 40%～60%，特异性为 70%～88%。胸腔积液端粒酶测定诊断恶性胸腔积液的敏感性和特异性均大于 90%。近年还开展了许多肿瘤标志物检测，如肿瘤糖链相关抗原、细胞角蛋白 19 片段、神经元特异性烯醇酶等，可作为鉴别诊断的参考。联合检测多种肿瘤标志物，可提高阳性检出率。

（二）X 线检查

其改变与积液量和是否有包裹或粘连有关。极小量的游离性胸腔积液，胸部 X 线仅见肋膈角变钝；积液量增多时显示向外、向上的弧形上缘的积液影。平卧时积液散开，使整个肺野透亮度降低。大量积液时患侧胸部有致密影，气管和纵隔推向健侧。液气胸时有气液平面，积液时常遮盖肺内原发病灶，故复查胸片应在抽液后，可发现肺部肿瘤或其他病变。包裹性积液不随体位改变而变动，边缘光滑饱满，多局限于叶间或肺与膈之间。肺底积液可仅有假性膈肌升高和（或）形状的改变。CT 检查可显示少量胸腔积液、肺内病变、胸膜间皮瘤、胸内转移性肿瘤、纵隔和气管淋巴结等病变，有助于病因诊断。

（三）超声检查

超声探测胸腔积液的灵敏度高，定位准确。临床用于估计胸腔积液的深度和积液量，协助胸腔穿刺定位。B 超引导下胸腔穿刺用于包裹性和少量胸腔积液。

（四）胸膜活检

经皮闭式胸膜活检对胸腔积液的病因诊断有重要意义，可发现肿瘤、结核和其他胸膜病变。拟诊结核病时，活检标本除做病理检查外，还应做结核分枝杆菌培养。胸膜针刺活检具有简单、易行、损伤性较小的优点，阳性诊断率为 40%～75%。CT 或 B 超引导下活检可提高成功率。脓胸或有出血倾向者不宜做胸膜活检。如活检证实为恶性胸膜间皮瘤，在 1 个月内应对活检部分行放射治疗，以防止针道种植。

（五）胸腔镜或开胸活检

对上述检查不能确诊者，必要时可经胸腔镜或剖胸直视下活检。由于胸膜转移性肿瘤 87%在脏层，47%在壁层，故此项检查有积极的意义。胸腔镜检查对恶性胸腔积液的病因诊断率最高，可达 70%～100%，为拟定治疗方案提供了依据。通过胸腔镜能全面检查胸膜腔，观察病变的形态特征、分布范围及邻近器官受累情况，且可在直视下多处活检，故诊断率较高，肿瘤的临床分期较准确。临床上有少数胸腔积液的病因虽经上述诸种检查仍难以确定，如无特殊禁忌，可考虑剖胸探查。

（六）支气管镜

对咯血或疑有气道阻塞者可行此项检查。

## 四、诊断

根据病史，临床表现及体征，结合胸部 X 线表现，一般可以做出胸腔积液诊断，但需进一步明确积液原因，进行胸腔积液的多项实验室检查，进行对因治疗。

## 五、治疗

胸腔积液为胸部或全身疾病的一部分，病因治疗尤为重要。

### (一)结核性胸膜炎

1.一般治疗

包括休息、营养支持和对症治疗。

2.抽液治疗

由于结核性胸膜炎的胸腔积液蛋白含量高,容易引起胸膜粘连,原则上应尽快抽尽胸腔内积液。抽液还可以解除肺、心脏、血管受压,改善呼吸,使肺功能免受损伤。抽液后减轻毒性症状,体温下降,有助于使被压迫的肺迅速复张。大量胸腔积液者每周抽液 2~3 次,直至胸腔积液完全消失。首次抽液不超过 700 mL,以后每次抽液量不应超过 1 000 mL,过快、过多抽液可使胸腔压力骤降,发生复张后肺水肿或循环衰竭。表现为剧咳、气促,咳大量泡沫样痰,双肺满布湿啰音,$PaO_2$下降,X 线显示肺水肿征;应立即吸氧,酌情应用糖皮质激素及利尿药,控制液体入量,严密检测病情与酸碱平衡,有时需气管插管机械通气。若抽液时发生头晕、冷汗、心悸、面色苍白、脉细等表现应考虑"胸膜反应",应立即停止抽液,使患者平卧,必要时皮下注射 0.1% 肾上腺素 0.5 mL,密切观察病情,注意血压变化,防止休克。一般情况下,抽胸腔积液后没必要胸腔内注射抗结核药物,但可注入链霉素等防止胸膜粘连。

3.糖皮质激素

疗效不肯定。有全身毒性症状严重、大量胸腔积液者,在抗结核药物治疗的同时,可尝试加用泼尼松 30 mg/d,分 3 次口服。待体温正常、全身毒性症状减轻、胸腔积液量明显减少时,即应逐渐减量以至停用。停药速度不宜过快,否则易出现反跳现象,一般疗程 4~6 周。注意不良反应或结核播散,应慎重掌握适应证。

### (二)类肺炎性胸腔积液和脓胸

前者一般积液量少,经有效的抗生素治疗后可吸收,积液多者应胸腔穿刺抽液,胸腔积液 $pH<7.2$ 时应肋间插管闭式引流。脓胸的治疗原则是控制感染、引流胸腔积液及促进肺复张,恢复肺功能。抗菌药物要足量,体温恢复正常后再持续用药 2 周以上,防止脓胸复发,急性期联合抗厌氧菌的药物,全身及胸腔内给药。引流是脓胸最基本的治疗方法,应反复抽脓或闭式引流。可用 2%碳酸氢钠或生理盐水反复冲洗脓腔,然后注入适量抗生素及链激酶,使脓液稀释,便于引流。少数脓胸可采用肋间插管闭式引流。对有支气管胸膜瘘者不宜冲洗胸腔,以免细菌播散。慢性脓胸应改进原有的脓腔引流,也可考虑外科胸膜剥脱术等治疗。此外,一般支持治疗亦相当重要,应给予高能量、高蛋白及富含维生素的食物,纠正水电解质紊乱及维持酸碱平衡,必要时可予少量多次输血。

### (三)恶性胸腔积液

包括原发病和胸腔积液的治疗。例如,部分小细胞肺癌所致胸腔积液全身化疗有一定疗效,纵隔淋巴结有转移者可行局部放射治疗。胸腔积液多为晚期恶性肿瘤的常见并发症,其胸腔积液生长迅速,常因大量积液压迫引起严重呼吸困难,甚至导致死亡。常需反复胸腔穿刺抽液,但反复抽液可使蛋白丢失太多,效果不理想。可选择化学性胸膜固定术,在抽吸胸腔积液或胸腔插管引流后,胸腔内注入博来霉素、顺铂、丝裂霉素等抗肿瘤药物,也可注入胸膜粘连剂,如滑石粉等,可缓解胸腔积液的产生。也可胸腔内注入生物免疫调节剂,如短小棒状杆菌疫苗、白介素-2、干扰素、淋巴因子激活的杀伤细胞、肿瘤浸润性淋巴细胞等,可抑制恶性肿瘤细胞,增强淋巴细胞局部浸润及活性，并使胸膜粘连。此外，可胸腔内插管持续引流，目前多选用细管引流，具有创伤小、易固定、疗效好、可随时胸腔内注入药物等优点。对插管引流后肺仍不复张者，可行胸-腹腔分流术或胸膜切除术。虽经上述多种治疗，恶性胸腔积液的预后不良。

## 第二节　类肺炎性胸腔积液及脓胸

尽管目前许多强有力的抗生素在临床应用，肺炎仍然是非常常见的疾病之一。在美国，肺炎伴胸腔积液位居胸腔积液病因的第二位，渗出性胸腔积液病因的第一位。大多数类肺炎性胸腔积液通过有效的抗生素治疗积液可以自行吸收。约 10％的胸腔积液需要手术干预。据统计，住院的细菌性肺炎患者约有 40％伴有胸腔积液，其病死率高于无胸腔积液的肺炎患者。

类肺炎性胸腔积液指细菌性肺炎、肺脓肿和支气管扩张感染引起的胸腔积液；如积液呈稠厚、脓性外观者称为脓胸。类肺炎性胸腔积液中需要治疗性胸腔穿刺或胸腔插管引流才能缓解者称为复杂性类肺炎性胸腔积液。

### 一、病因

类肺炎性胸腔积液常由细菌性肺炎累及胸膜所致，尤其是年老体弱、未及时治疗、免疫功能低下或接受免疫抑制药治疗者的发生率更高。此外也可见于肺脓肿、支气管扩张或肺癌合并感染等。脓胸患者多有肺部感染，但外科手术后脓胸也较常见，其他的病因包括气胸行胸腔穿刺术或胸腔插管引流术后的并发症，食管穿孔，邻近部位的化脓性感染(纵隔炎、膈下脓肿、肝脓肿、化脓性心包炎等)直接侵蚀、穿破或通过淋巴引流累及胸膜腔以及类风湿胸腔积液患者因为胸膜下结节坏死导致的支气管胸膜瘘等。

任何可引起肺部感染的细菌均可产生胸腔积液。既往的类肺炎性胸腔积液以肺炎链球菌或溶血性链球菌最常见，在抗生素普遍应用以后，则以金黄色葡萄球菌为主。近年来厌氧菌和革兰阴性杆菌感染呈上升趋势。根据既往的一些文献报道，类肺炎性胸腔积液的病原体有如下特点：①需氧性细菌比厌氧性细菌稍多。②金黄色葡萄球菌和肺炎链球菌占需氧革兰阳性细菌感染的 70％左右。③如胸液为单一的需氧革兰阳性细菌感染，致病菌主要为金黄色葡萄球菌、肺炎链球菌或化脓性链球菌。④需氧革兰阳性细菌的感染机会是需氧革兰阴性细菌的 2 倍左右。⑤大肠埃希菌是最常见的分离出的需氧革兰阴性细菌，但罕见单独引起胸腔积液。⑥克雷白杆菌、假单胞菌和流感嗜血杆菌是其次 3 种最常见的分离出的需氧革兰阴性细菌，约占单一种需氧革兰阴性细菌所致脓胸的 75％。⑦拟杆菌属和胨链球菌是两种最常见的分离出的厌氧菌。⑧胸液中仅分离出单一厌氧菌的情况比较少见。

### 二、病理生理

类肺炎性胸腔积液可分成 3 个阶段，但界限并不十分明确，可逐渐合并在一起。

(一)渗出阶段

此阶段的特征是无菌性胸液迅速地渗出到胸膜腔。胸液的来源仍未明确,可能来自肺的间质。胸液的特征是白细胞低,LDH 低,葡萄糖水平和 pH 正常。如果在此阶段适当应用抗生素,胸腔积液不会进行性增多,也不用胸腔内插管引流。

(二)纤维脓性阶段

如果没有进行适当的治疗,在某些情况下细菌可以由邻近的肺炎累及到胸液。这一阶段是以大量的胸液为特征,胸液中有许多多形核细胞、细菌和细胞碎屑。纤维蛋白沉积在被累及的脏层和壁层胸膜。当此阶段发展时,积液倾向于形成包裹和形成限制膜。包裹预防了脓胸的扩展,但增加了胸腔插管引流的难度。当发展到这一阶段时,胸液 pH 和葡萄糖水平进行性下降,LDH 水平进行性增高。

(三)机化阶段

成纤维细胞从脏层和壁层胸膜表面向积液处生长,产生一无弹性的膜称为胸膜皮,影响肺的膨胀。胸液浓稠,如未及时治疗,脓液可突破胸壁或肺,形成胸壁脓性窦道或支气管胸膜瘘。

## 三、临床表现

类肺炎性胸腔积液和脓胸的临床表现主要取决于患者是需氧菌或厌氧菌感染。

需氧菌肺炎伴有或不伴有胸腔积液者的临床表现基本相同。患者表现为急性起病,发热、寒战、胸痛、咳嗽、咳痰和血白细胞增高,有肺部炎症和积液的体征。无胸腔积液的肺部感染患者胸膜炎性胸痛发生率为 59%,伴胸腔积液者为 64%。患者出现症状未及时就医的时间越长,发生胸腔积液的可能性越大。如抗生素治疗 48 h 以上仍发热,则提示为复杂性类肺炎性胸腔积液。患者如先表现为肺炎然后出现胸腔积液则较易诊断为类肺炎性胸腔积液。年老体弱和(或)接受糖皮质激素及免疫抑制药的患者,可无上述急性症状而发病。

厌氧菌感染累及胸膜者多为亚急性起病,70%的患者多于出现症状后 1 周就诊。许多患者口腔卫生较差,且有饮酒、意识丧失或误吸史。大多数患者血白细胞明显增高(中位数 $23.5\times10^9/L$)并有轻度贫血。

## 四、诊断

(一)确定肺部炎症

肺部炎症包括细菌性肺炎、肺脓肿和支气管扩张合并感染,根据临床症状、体征和胸部 X 线检查诊断并不困难。应尽早行痰培养和药敏,必要时行纤维支气管镜、环甲膜穿刺或经皮穿刺吸取分泌物培养,尽可能查明病原体,以指导临床治疗。

(二)确定有无胸腔积液

对每一例肺炎患者最初的检查都要注意是否有类肺炎性胸腔积液的存在。确定是否有复杂性类肺炎性胸腔积液是非常重要的,因为胸腔插管引流与否与其死亡率有关。

肺部体检结合胸部 X 线征象对中等量以上的积液确定较易,而少量胸腔积液则要通过细致的检查才能确定。前后位或侧位胸部 X 线片肋膈角模糊或变钝,或膈肌模糊者提示有胸腔积液,可改变体位透视或侧卧位胸部 X 线片确定,此时液体散开,肋膈角或膈肌变清晰。胸部

CT 对胸腔积液诊断效率更高，还可鉴别肺和胸膜病变，了解肺实质病变的位置和特征，有助于鉴别诊断和指导治疗。此外，胸部超声检查也可确定有无胸腔积液的存在和进行穿刺定位。

（三）确定积液的性质

一旦考虑为类肺炎性胸腔积液，应尽早行胸腔穿刺，检查胸液外观、细胞数和分类、胸液生化（pH、蛋白质、葡萄糖、淀粉酶和 LDH 等）、胸液革兰染色和培养等。胸腔积液早期可表现为无菌性浆液性渗出，pH＞7.3，葡萄糖＞3.3 mmol/L，LDH＜500 U/L，细胞分类以多形核细胞为主。随病情的进一步加重，类肺炎性胸腔积液的表现更为典型，表现为脓性渗出，pH＜7.1，葡萄糖＜2.2 mmol/L，LDH＞1 000 U/L。中性粒细胞总数在 $10\times10^9$/L 以上，此时胸腔积液涂片革兰染色或细菌培养可阳性。胸液有臭味常提示厌氧菌感染，然而仅有 60%左右的厌氧菌性脓胸有恶臭味。

临床上根据胸液检查的情况决定是否须行胸腔插管引流，需要引流的情况包括：①胸膜腔内积脓。②胸液革兰染色阳性。③胸液葡萄糖＜2.2 mmol/L。④胸液培养阳性。⑤胸液 pH＜7。⑥胸液为包裹性。这些情况也预示着患者预后较差。

## 五、治疗

治疗主要包括两方面，一方面是选择合适的抗生素，另一方面是处理胸腔积液。

（一）抗生素的选择

所有类肺炎性胸腔积液患者均应给予抗生素治疗。胸腔积液革兰染色阳性者有助于指导抗生素的选择。初始的抗生素选择主要基于肺炎是社区获得性抑或医院获得性以及患者病情的严重程度；另一方面需要考虑抗生素透入胸腔积液的能力。动物实验证明不同抗生素穿透入感染性胸膜腔的程度有很大的差别，甲硝唑穿透性最好，其次是青霉素、克林霉素、万古霉素和头孢曲松；新喹诺酮类和克拉霉素的穿透性也很好；而氨基糖苷类抗生素不易穿透入胸膜腔。抗生素的使用剂量无需因为胸腔积液的存在而增加，也不推荐常规胸腔内给予抗生素。

对于社区获得性肺炎病情不严重者，推荐的抗生素是单用氟喹诺酮类抗生素（如左氧氟沙星、莫西沙星或吉米沙星），或高级大环内酯类抗生素（阿奇霉素或克拉霉素）联合 β-内酰胺类抗生素（头孢噻肟、头孢曲松、氨苄西林/舒巴坦或厄他培南）。对于严重的社区获得性肺炎，如果没有假单胞菌感染危险者，推荐的抗生素是 β 内酰胺类抗生素联合一个高级大环内酯类抗生素或一个呼吸氟喹诺酮类抗生素；如果怀疑有假单胞菌感染者，则抗生素中应包括具有抗假单胞菌活性的抗生素（如哌拉西林、哌拉西林/他唑巴坦、亚胺培南、美罗培南、头孢吡肟等）。因为类肺炎性胸腔积液中厌氧菌感染所致者占了相当比例，故所有患者应使用覆盖厌氧菌的抗生素（如克林霉素或甲硝唑）。此外，住院患者中很大一部分复杂性类肺炎性胸腔积液的病原体是甲氧西林耐药金黄色葡萄球菌（MRSA），所以如果培养阳性时应选用万古霉素。抗生素的使用疗程目前尚没有统一意见，目前，临床上一般推荐使用数周。

（二）胸腔积液的处理

类肺炎性胸腔积液的处理方法主要依据胸腔积液的性质而选择，包括临床观察、治疗性胸腔穿刺、胸腔插管引流、胸腔内注入纤溶药物、电视胸腔镜外科手术（video-assisted thoracic surgery，VATS）松解粘连、开胸行胸膜剥脱术以及开窗引流。

1.临床观察

类肺炎性胸腔积液一旦发现应尽早行胸液检查以明确是否需要引流，故一般来说，大多数患者不适宜仅仅临床观察。尽管仅有10%左右的患者需要引流，但对这些需要引流的患者尽早引流非常重要，因为容易引流的游离性胸液在12～24 h后即可形成包裹性而难以被引流。临床观察仅适合于患者在侧卧位胸部X线片，B超或CT扫描时示积液厚度<10 mm者。

2.治疗性胸腔穿刺

反复行胸腔穿刺抽液（可在B超引导下）有助于类肺炎性胸腔积液的治愈，但由于患者需行多次穿刺，并可能因此导致住院时间延长，故目前临床应用逐渐减少。

3.胸腔插管引流

胸腔插管闭式引流对大多数复杂性类肺炎性胸腔积液患者都是适合的初始引流方法。插管位置应有利于胸液的引流，另一端连接水封瓶。如果患者脏层胸膜已经覆盖有纤维素皮，在引流管加用负压吸引装置可能促进肺的膨胀，并加快脓腔的消灭。关于胸腔插管所用的导管，在过去一般推荐使用相对大直径（28～36 F）的导管以防止黏稠胸液可能阻塞小直径导管。但目前亦有研究显示用经皮穿刺置管（Seldinger）技术置入8～12 F的猪尾巴管或10～14 F的Malecot导管对于脓胸患者也取得良好的效果，可能与导管位置放置准确有关。

对于复杂性类肺炎性胸腔积液患者，胸腔插管闭式引流成功的标志是患者在24 h内临床情况和影像学得到改善。如果患者插管24 h内没有明显的好转，需要考虑引流不理想或抗生素选择不正确。在这些患者需要重新回顾胸液培养的结果，而引流不理想通常是由于插管位置不正确所致。此外，胸液分房导致引流不充分，脏层胸膜表面纤维素组织覆盖致使肺组织不能膨胀也可导致引流失败。如果引流不充分需要考虑胸部CT检查以明确是哪方面的问题。如果明确胸液为多房性，需要考虑行VATS松解粘连。

如果胸腔插管闭式引流后患者临床情况和影像学得到改善，胸腔导管应留置到每天胸液引流量<50 mL，并且引流液颜色转为清澈黄色为止。应每天定量引流液收集系统里的沉淀物（代表胸液白细胞和坏死物），如果沉淀物每天>5 mL则不能停止引流。目前，认为对于类肺炎性胸腔积液ACCP分类标准中3类或4类患者，给予单纯的治疗性胸腔穿刺或胸腔插管引流对于大多数患者来说仍不够充分。

4.胸腔内注入纤溶药物

胸液包裹会致使复杂性类肺炎性胸腔积液的引流困难，胸腔内给予纤溶药物的理论依据是其可以破坏形成包裹的纤维蛋白膜而促进胸液的引流。常用的药物为链激酶，但其有效性目前仍存在很多争论。最近一项大型的多中心、随机、双盲、安慰药对照的临床研究显示，胸腔内给予链激酶治疗复杂性类肺炎性胸腔积液患者，既不能减少患者需要外科手术的可能性也不能缩短住院时间。该组研究者目前正进行另一项胸腔内给予新型的纤溶药物——组织纤溶酶原激活剂（tPA）以及tPA联合重组DNA酶（链球菌DNA酶，链道酶）治疗复杂性类肺炎性胸腔积液的研究。综合而言，在新型纤溶药物被证明有效之前，胸腔内注入纤溶药物不推荐用于常规治疗，对于不能施行VATS的医院或者患者不能接受外科手术者则可以考虑使用。

5.VATS松解粘连

目前，认为VATS对于复杂性类肺炎性胸腔积液的治疗有益，对于此类患者当胸液引流不充分者可考虑 VATS,在此之前应行胸部 CT 扫描以明确脓腔的大小和范围以及胸膜表面是否增厚。VATS 可以松解粘连、打断胸膜腔的多房性以使胸膜腔得到彻底的引流,亦可帮助引流管放置到最合适的位置;另外还可行 VATS 下胸膜剥脱术。如果 VATS 不能使肺完全复张,VATS 的切口可以扩大为开胸术以进行完全的胸膜剥脱术。

6.胸膜剥脱术

开胸行胸膜剥脱术可以去除脏层胸膜和壁层胸膜上所有的纤维组织,清除胸腔内积脓,促进肺的膨胀。胸膜剥脱术为胸部大手术,需要完全的胸廓切口,因此,不适用于显著衰弱的患者。对于胸膜腔感染急性期的患者,胸膜剥脱术仅在考虑控制胸膜腔的感染时使用,而不适用于仅仅为去除增厚的胸膜,因为这些增厚的胸膜通常在数月后自行缓解。如果 6 个月后患者的胸膜仍有增厚并且患者的肺功能显著下降致使活动受限时则应考虑行胸膜剥脱术,然而这种情况并不多见。

7.开窗引流

开窗引流适用于胸膜腔的慢性引流。有两种方法可选择:最简单的方法是在脓腔的下部的表面切除 1～3 条肋骨节段,插入一支或多支粗短的引流管,引流液可引流到收集袋中。此法比闭式引流的优点是引流更为充分,患者不必连接水封瓶。引流后每天用温和的抗菌溶液冲洗,待脓腔缩小至 10 cm 以下时可拔去引流管,然后用凡士林纱布引流条换药。另一相似但较复杂的方法是开窗垫瓣引流,切除脓腔表面 2 条以上的肋骨节段,在胸膜腔和胸壁的引流口置以皮肤和肌肉瓣,其优点是创造了皮肤衬垫的瘘管,不用插管而起引流作用。患者可在家自行处理,脓腔可逐渐闭合。需要注意的是开窗引流不能太早用于治疗复杂性类肺炎性胸腔积液,只有确定已经形成包裹性脓胸之后才能使用这一方法,否则会引起气胸。因此,在开窗引流之前,可先留置胸腔导管与大气相通一短暂时间,然后行胸部 X 线检查确定没有气胸后才可进行。

## 第三节　乳　糜　胸

乳糜胸首次由 Bartolet 报告,临床上虽不常见,但随着胸腔手术的增加,这一疾病变得更为常见。但随着现代诊断和治疗水平的不断提高,乳糜胸患者的病死率已下降到 10%以下。

### 一、定义

由于胸导管或其分支的损伤及病变造成乳糜在胸膜腔内积聚,称为乳糜胸。胸导管经膈肌主动脉裂孔进入后纵隔右侧上行于主动脉和奇静脉之间,于第 5 胸椎水平走向脊柱左侧。该管沿食管的左缘上行至第 1 胸椎水平汇入左颈内静脉和锁骨下静脉的交界部。因此,第 5 胸椎水平以下的胸导管损伤可出现右侧乳糜胸,病损若在第 5 胸椎以上可引起左侧乳糜胸。乳糜胸约占所有胸腔积液的 2%。

## 二、病因

(一)创伤性

占病因的25%,其中医源性损伤占创伤病因的30%,最常见于胸腔手术。据统计,其发病率占胸腔内手术的0.24%～0.5%,包括食管、主动脉、纵隔、心脏、肺和交感神经系统的手术可能引起胸导管或其分支的损伤。偶见于颈部手术、腹部交感神经切除术和根治性淋巴结清除术、腰部主动脉造影术、锁骨下静脉和左颈内静脉插管术后。

颈、胸部的刀、枪伤等穿透性损伤累及胸导管,导致乳糜胸。肺脏外伤和脊柱骨折亦较易引起乳糜胸。外伤性乳糜胸以右侧多见,损伤的位置常为第9、第10胸椎。有时脊柱突然过度伸展,举重物、咳嗽、呕吐等剧烈动作,均可发生乳糜胸。

(二)肿瘤性

肿瘤为最常见的病因,占50%,其中以淋巴瘤最多见,约占恶性肿瘤患者的75%。癌肿纵隔转移侵及胸导管或其分支也可引起乳糜胸。文献报告艾滋病并发Kaposi肉瘤,胸导管受累时可出现乳糜胸。

(三)特发性

较少见,在病因中占15%,先天性乳糜胸是新生儿早期胸腔积液的最常见原因。发生于产后1～7天内,可伴有唐氏综合征、先天性侏儒痴呆(Noonan)综合征、母体羊水过多、淋巴管瘤、先天性淋巴管扩张、H型气管食管瘘及胸导管发育不良和闭锁等。

(四)其他

约占10%,包括丝虫病、淋巴结肿大、结核病、结节病、淀粉样变性、红斑狼疮、静脉血栓形成、二尖瓣狭窄、肝硬化、心力衰竭、各种良性肿瘤、肺淋巴管肌瘤病、淋巴管瘤、肠淋巴管扩张、蛋白丢失性胃肠病等,上述大多数疾病很少引起乳糜胸。肺淋巴管肌瘤病极少见,但发生乳糜胸的概率较高,约75%患者伴有乳糜胸。

## 三、发病机制

肠道形成的淋巴液进入胸导管,会同其中的其他成分就称为乳糜。其富含甘油三酯和乳糜微粒,呈乳白色。每天有1 500～2 500 mL的乳糜液进入血液循环。进食脂肪后,胸导管内淋巴流动较进食前增加。产生乳糜胸的机制如下。

(1)胸导管或其分支的直接损伤。

(2)肿瘤或炎症直接侵蚀。

(3)外压性或放疗后使管腔闭塞,或先天性发育不良及闭锁,使淋巴管压力升高,产生淋巴、乳糜反流。

(4)静脉压力升高使淋巴管压力升高,导致淋巴管破裂。

先天性乳糜胸一般与分娩时胎儿先天薄弱的胸导管过度伸展、撕拉或淋巴管发育异常有关;或分娩时胎儿静脉压突然增高引起先天性薄弱的胸导管破裂。

## 四、临床表现

乳糜胸患者临床上除原发病所见的症状外，主要表现为乏力、体重减轻、尿少和脂溶性维生素缺乏、严重脱水、消瘦等营养不良的症状。胸膜腔内大量乳糜液的积贮，使肺组织受压，纵隔向对侧移位，胸闷、呼吸困难、心悸等，重者可出现休克。由于乳糜液有制菌作用，对胸膜腔的刺激性小，故患者多无发热、胸痛。

先天性淋巴管发育不良或扩张表现为黄甲综合征，即黄色指/趾甲、淋巴水肿、乳糜性胸腔积液三联症。查体有胸腔积液的体征。

## 五、实验室检查

乳糜静置后可以分成3层：上层呈乳膏样，为乳糜微粒；中层呈乳状，为蛋白质及少量脂质成分；下层主要为细胞成分，多为小淋巴细胞。乳糜外观呈乳白色，为无臭的渗出液，比重为1.012～1.025，pH＞7.40，总蛋白在30 g/L以上，白细胞计数平均为$5\times10^9$/L，以淋巴细胞为主，脂肪含量超过4 g/L，主要为甘油三酯。

乳糜中加入苏丹Ⅲ酒精液呈红色，显微镜下见多数淋巴细胞和苏丹Ⅲ阳性的脂肪球。加乙醚于乳糜液中，振荡后静置，乳糜溶于乙醚层中，胸腔积液便见澄清。

胸液甘油三酯测定：高于1.2 mmol/L，胆固醇/甘油三酯小于1。

## 六、诊断

详细询问病史对诊断十分重要，询问近日有无胸外科手术史，有无胸部钝伤或隐性外伤。加上患者有大量胸腔积液、进行性呼吸困难，抽出胸液呈牛奶状，则具有高度诊断价值。但呈此典型外观者仅约50%，有12%病例胸液呈浆液性或血性，尤其在刚手术后禁食或刚出生后新生儿未喂养时。若混浊液离心后上层液呈云雾状，提示有乳糜胸的可能。若混浊液离心后变清晰，则非乳糜液。诊断时还需明确胸导管破裂或堵塞的部位，并寻找原发病。

## 七、鉴别诊断

乳糜胸需与假性乳糜胸、脓胸等相鉴别。

### (一)假性乳糜胸

假性乳糜胸常见病因为结核、类风湿性关节炎、充血性心力衰竭、梅毒等。这是由于胸腔积液在胸腔内停留时间较长(多大于1年)，胸腔积液内的细胞成分分解、坏死，或产生胆固醇的细胞释放胆固醇，使胸液中的胆固醇含量相对较高，而甘油三酯的含量相对较低，增厚的胸膜又难以将大量的胆固醇移去。

### (二)脓胸

急性脓胸时可伴有全身中毒症状，患侧胸壁水肿、红热、压痛等体征。慢性脓胸患者常有胸痛、发热，白细胞增多。由于胸液中有大量的脓细胞，或脓细胞分解，发生脂肪变性、坏死，呈乳糜样外观。离心沉淀后上层变为清亮液，下层细胞沉渣或有形成分沉渣。胸液涂片和培养常可查到致病菌。

## 八、治疗

（一）病因治疗

按引起乳糜胸的原因治疗。

（二）内科治疗

内科治疗的原则是既要维持足够的营养，又要减少乳糜的生成。经过治疗促进破裂口早期愈合，或经 2～3 周后淋巴管侧支扩张，侧支循环建立，最终达到治愈乳糜胸的效果。

（1）饮食治疗：食物中的脂肪在小肠分解吸收，长链脂肪酸（碳原子 12 个以上）脂化后是经淋巴管、胸导管进入左锁骨下静脉，而短链脂肪酸（碳原子 10 个以下）不脂化则经门静脉吸收。故采用低脂肪饮食，推荐使用中链甘油三酯，不仅能维持营养，而且降低胸导管的乳糜流量和胸腔乳糜液的贮积，从而促进破口愈合。如需进一步减少淋巴流量，可禁食，而行静脉高营养治疗。

（2）静脉高营养：静脉输入多种氨基酸、多种维生素、各种电解质及足量水分，以维持患者的营养。

（3）胸腔引流：大量乳糜胸液致呼吸困难时应行胸腔引流，引流和大气压相等时中止，不再加负压吸引，以免胸腔内压差增大反而促进乳糜漏出、营养状态恶化和胸腔漏修复困难。

（三）手术治疗

1.手术指征

（1）成人每天平均丢失乳糜液超过 1 500 mL 或儿童超过 1 000 mL，并持续 5 天。

（2）经过 2 周保守治疗，乳糜量未见减少。

（3）保守治疗期间，营养状况急剧恶化。

2.手术方法

常用的手术方法有：直接结扎胸导管、胸导管结扎、胸腹膜腔分流术、胸膜切除术、胸膜剥脱术等，而最多见的是直接结扎胸导管法。

# 参考文献


[1]常静侠.呼吸内科常见疾病新规范[M].开封:河南大学出版社,2021.

[2]葛海清.呼吸内科疾病临床诊疗思维[M].上海:上海交通大学出版社,2019.

[3]顾文超.实用临床呼吸内科学[M].天津:天津科学技术出版社,2020.

[4]郭敏.现代呼吸内科常见病诊治学[M].长春:吉林科学技术出版社,2019.

[5]郭娜.临床呼吸内科疾病诊治学[M].长春:吉林科学技术出版社,2018.

[6]黄冬生.呼吸内科诊治方案与进展[M].北京:科学技术文献出版社,2019.

[7]黄种杰.实用呼吸内科疾病临床诊治策略[M].天津:天津科学技术出版社,2021.

[8]李展.现代呼吸内科疾病诊疗与实践[M].南昌:江西科学技术出版社,2021.

[9]罗荧荃.呼吸内科疾病临床诊疗思维及新进展[M].天津:天津科学技术出版社,2022.

[10]唐华平.实用呼吸内科疾病临床诊治[M].天津:天津科学技术出版社,2019.

[11]王利江.实用呼吸内科诊疗学[M].上海:上海交通大学出版社,2018.

[12]王素娟.实用呼吸内科诊疗进展[M].北京:科学技术文献出版社,2019.

[13]王为光.现代内科疾病临床诊疗[M].北京:中国纺织出版社,2021.

[14]王英英,高第,祝新凤.实用呼吸内科疾病诊疗[M].北京:科学技术文献出版社,2019.

[15]王勇,张晓光,马清艳.呼吸内科基础与临床[M].北京:科学技术文献出版社,2021.

[16]谢艳军.呼吸内科疾病临床诊疗学[M].昆明:云南科技出版社,2019.

[17]胥杰,董燕丽,陈峰,赵婷婷.常见呼吸内科疾病诊断与治疗[M].哈尔滨:黑龙江科学技术出版社,2021.

[18]徐燕.呼吸内科常见病诊疗新进展[M].上海:上海交通大学出版社,2019.

[19]薛真真.实用呼吸内科学[M].长春:吉林科学技术出版社,2022.

[20]杨斌.现代内科常见病诊断与治疗[M].北京:科学技术文献出版社,2021.